全国中医药行业高等教育"十四五"创新教材

针灸推拿学实训教程

（供中医学、中西医临床医学和针灸推拿学等专业用）

主　编　谢素君　李万瑶

副主编　万赖思琪　赵斌斌　谢家辉

编　委　关柳青　康梦如　李维榕　徐长琼　朱圣芳

中国中医药出版社

·北京·

图书在版编目（CIP）数据

针灸推拿学实训教程 / 谢素君，李万瑶主编 . —北京：
中国中医药出版社，2024.12（2025.9重印）
全国中医药行业高等教育"十四五"创新教材
ISBN 978-7-5132-8082-2

Ⅰ.①针…　Ⅱ.①谢…②李…　Ⅲ.①针灸学-中医
学院-教材②推拿-中医学院-教材　Ⅳ.①R24

中国国家版本馆 CIP 数据核字（2023）第 043929 号

融合出版数字化资源服务说明

本书为融合出版物，其数字化资源在全国中医药行业教育云平台"医开讲"发布。

资源访问说明

扫描右方二维码下载"医开讲 APP"或到"医开讲网站"（网址：www. e-lesson. cn）注
册登录，输入封底"序列号"进行账号绑定后即可访问相关数字化资源（注意：序列号
只可绑定一个账号，为避免不必要的损失，请您刮开序列号立即进行账号绑定激活）。

中国中医药出版社出版

北京经济技术开发区科创十三街 31 号院二区 8 号楼
邮政编码　100176
传真　010 - 64405721
北京盛通印刷股份有限公司印刷
各地新华书店经销

开本 787 × 1092　1/16　印张 11　字数 246 千字
2024 年 12 月第 1 版　2025 年 9 月第 2 次印刷
书号　ISBN 978 - 7 - 5132 - 8082 - 2

定价　58.00 元
网址　www. cptcm. com

服 务 热 线　010 - 64405510
购 书 热 线　010 - 89535836
维 权 打 假　010 - 64405753

微信服务号　zgzyycbs
微商城网址　https://kdt. im/LIdUGr
官 方 微 博　http://e. weibo. com/cptcm
天猫旗舰店网址　https://zgzyycbs. tmall. com

如有印装质量问题请与本社出版部联系（010 - 64405510）

编写说明

为了更好地贯彻落实《中医药发展战略规划纲要（2016—2030年）》《中共中央 国务院关于促进中医药传承创新发展的意见》，以习近平新时代中国特色社会主义思想为指导，以推动卫生健康事业高质量发展为主题，国家卫生健康委员会在2022年1月11日印发了《"十四五"卫生健康标准化工作规划》，为健康中国战略提供标准化支撑。教材是学校教育的基本依据，是培养医学人才和目标的重要载体，是关系到党的教育指导方针和教育目标全面落实的重要保障。

本教材是广州中医药大学及各临床教学医院一线教学与临床工作者共同编写的针灸推拿临床技能培训教材，主要内容包括腧穴基础、刺法灸法、推拿手法及常见病证的针灸和推拿治疗等基本技能训练。作为从基础走向临床的桥梁课程，本教材适用于准备进入临床的学生学习使用。本书强调操作流程的完整性和规范性，可为成为合格医生打下坚实的基本功。

本教材共分为5章，第一章腧穴基础，主要介绍腧穴的主治特点与规律、腧穴的定位方法，以及常用腧穴定位、主治、操作方法；第二章刺法灸法，主要介绍毫针刺法、灸法及其他针法的基本操作、注意事项等；第三章常见病证的针灸治疗，主要介绍14种临床常见适宜针灸治疗的病证，在辨证的基础上进行针灸治疗的方法与技巧；第四章推拿手法，主要介绍10种常用推拿手法的操作方法、临床应用及注意事项；第五章常见病证的推拿治疗，主要介绍14种临床常见适宜推拿治疗的病证，在辨病辨证基础上进行推拿治疗的手法、步骤。

本教材主要面向中医学、中西医临床医学和针灸推拿学3个专业，在编写形式上，充分体现对学生临床能力的培养，把握实践医学教育改革和新要求。编委会成员来自不同的临床和教学单位，在保留教学特色的基础上，充分结合临床实际，力图使操作内容规范化、标准化。

由于时间紧迫，加之编者水平所限，教材的不足之处在所难免，敬请广大师生在使用过程中多提宝贵意见，以便再版时修订提高。

《针灸推拿学实训教程》编委会

2024 年 1 月

目 录

第一章 腧穴基础 ▷▷▷▷

　　腧穴是人体穴位的统称。"腧"又作"俞",通"输",有转输、输注之意,如水流转输灌注。"穴"指孔隙或聚集之部位。腧穴是人体脏腑经络之气输注于体表的特殊部位,脏腑病变可通过经络反映到相应的腧穴,腧穴可将针灸或推拿的感应通过经络转输至病所。

　　腧穴一般分为经穴、经外奇穴和阿是穴三类(表1-1)。①经穴:凡归属于十二经脉及任督二脉的腧穴,总称为"十四经穴",简称为"经穴"。经穴分布在十四经的循行路线上,是全身腧穴的主要部分。自古以来,对经穴的探索不断地发展,《黄帝内经》载穴160个,《针灸甲乙经》载穴349个,《铜人腧穴针灸图经》载穴354个,《针灸大成》载穴359个,《针灸逢源》载穴361个。目前国家标准《经穴名称与定位》(GB/T 12346-2021)经穴总数为362个,其中双穴(十二经穴)309对,单穴(任脉、督脉经穴)53个。②奇穴:凡未归属于十四经脉,定位明确且有特定疗效的腧穴,统称为"经外奇穴",简称奇穴。③阿是穴:是病证在体表的反应点,无固定部位,往往随病而起,病愈即失。

表1-1　三类腧穴特点表

类别	定经	定位	定名	主治作用
经穴	有归经,分布在十四经的循行路线上	有固定位置	有专用穴名	①局部病证。②经络与脏腑器官疾病
奇穴	无归经	有固定位置	有专用穴名	①主要对某些病证有特效。②局部病证
阿是穴	无归经	无固定位置	无专用穴名	局部病证

第一节　腧穴的主治特点和规律

　　腧穴的主治特点主要表现在3个方面,即近治作用、远治作用、特殊作用。腧穴的主治呈现出一定的规律性,可概括为分经主治、分部主治。

一、主治特点

(一)近治作用

近治作用是指所有腧穴均具有治疗其所在部位及邻近部位病证的作用。例如,眼区及其周围的承泣、睛明、瞳子髎、攒竹等经穴均能治疗眼疾；胃脘部及其周围的建里、中脘、梁门等经穴均能治疗胃病；阿是穴均能治疗所在部位局部的病证等。

（二）远治作用

腧穴不仅能治疗局部病证，而且还有远治作用。远治作用是指腧穴具有治疗其远隔部位的脏腑、组织器官病证的作用。十四经穴，尤其是十二经脉中位于四肢肘膝关节以下的经穴，远治作用尤为突出。例如，合谷穴不仅能治疗上肢病证，而且能治疗本经脉循行所过的颈部及头面部病证。奇穴也具有一定的远治作用，如二白穴治疗痔疾、胆囊穴治疗胆囊疾病等。

（三）特殊作用

特殊作用是指某些腧穴具有双向良性调节作用和相对的特异性治疗作用。所谓双向良性调节作用，是指同一腧穴对机体不同的病理状态，可以起到两种相反而又有效的治疗作用。例如，腹泻时可针刺天枢穴起到止泻作用，便秘时可针刺天枢穴起到通便作用；针刺内关穴可治疗心动过缓，又可治疗心动过速。另外，有些腧穴的治疗作用还具有相对的特异性，如大椎穴退热、阑尾穴治疗阑尾炎、至阴穴矫正胎位等。

二、主治规律

（一）分经主治

分经主治是指某一经脉所属的经穴均可治疗该经脉及其相表里经脉循行部位的病证。"经脉所过，主治所及"，是对这一规律的概括。古代医家在论述针灸治疗时，常常只选取有关经脉而不列举具体腧穴名，即"定经不定穴"。例如，《灵枢·杂病》载"齿痛，不恶清饮，取足阳明；恶清饮，取手阳明"。《灵枢·刺热》亦载"热病始于头首者，刺项太阳而汗出止。热病始于足胫者，刺足阳明而汗出止"。实践证明，同一经脉的不同经穴，可以治疗本经的相同病证。例如，手太阴肺经的孔最穴、尺泽穴、鱼际穴、列缺穴均可治疗咳嗽、气喘等肺系疾病，说明腧穴有分经主治规律。根据腧穴的分经主治规律，后世医家在针灸治疗上提出"宁失其穴，勿失其经"的说法。

经脉具有表里关系。经穴既可主治本经循行部位的病证，又可治疗相表里经脉的病证。例如，足太阴脾经的公孙穴，不仅主治本经的腹痛、腹胀、泄泻等病证，还能治疗与其相表里的足阳明胃经的胃痛、呕吐等病证。

各经有其主要治症（主病），邻近的经又有类似作用，或两经相同，或三经相同，这是"三阴""三阳"在治疗作用上的共性（表1-2～表1-6）。

表1-2 手三阴经穴主治异同表

经名	本经主病	二经同病	三经同病
手太阴经	肺、喉病		
手厥阴经	心、胃病	神志病	胸部病
手少阴经	心病		

表1-3 手三阳经穴主治异同表

经名	本经主病	二经同病	三经同病
手阳明经	前头、鼻、口、齿病		
手少阳经	侧头、胁肋病	耳病	眼病，咽喉病，热病
手太阳经	后头、肩胛病，神志病		

表1-4 足三阳经穴主治异同表

经名	本经主病	三经同病
足阳明经	前头、口齿、咽喉病，胃肠病	
足少阳经	侧头、耳病，胁肋病，胆病	眼病，神志病，热病
足太阳经	后头、背腰病（背俞穴并治脏腑病）	

表1-5 足三阴经穴主治异同表

经名	本经主病	三经同病
足太阴经	脾胃病	
足厥阴经	肝病	前阴病，生殖系统疾病，妇科病，腹部病
足少阴经	肾病，肺病，咽喉病	

表1-6 任督二脉经穴主治异同表

经名	本经主病	二经同病
任脉	中风脱证，虚寒，少腹、胃脘、咽喉等循行部位局部病	神志病，脏腑病，生殖系统疾病，妇科病
督脉	中风昏迷，热病，腰骶、背、头项等循行部位局部病	

（二）分部主治

分部主治是指位于身体某一部位的腧穴均可治疗该部位的病证。腧穴的分部主治与腧穴的局部治疗作用有相关性。位于头面、颈项部的腧穴，以治疗头面五官及颈项部病证为主；位于胸腹部的腧穴，以治疗脏腑病证为主；位于四肢部的腧穴，可以治疗四肢的病证。人体某一部位出现病证，均可选取位于相应部位的腧穴治疗，或循经近道取穴，或在局部直接选穴。《灵枢·终始》载"从腰以上者，手太阴阳明皆主之；从腰以下者，足太阴阳明皆主之……病生于头者头重，生于手者臂重，生于足者足重。治病者，先刺其病所从生者也"。《素问·水热穴论》载"大杼、膺俞、缺盆、背俞，此八者，以泻胸中之热也"。这些都与腧穴的分部主治有关，各部经穴主治规律分别列表如下（表1-7、表1-8）。

表1-7　头面、颈项部经穴主治规律

分部	主治
前头、侧头区	眼、鼻病，前头及侧头部病
后头区	神志、头部病
项区	神志、咽喉、眼、头项病
眼区	眼病
鼻区	鼻病
颈区	舌、咽喉、气管、颈部病

表1-8　胸腹、背腰部经穴主治规律

前	后	主治
胸膺部	上背部	肺、心病（上焦病）
胁腹部	下背部	肝、胆、脾、胃病（中焦病）
少腹部	腰尻部	前后阴、肾、肠、膀胱病（下焦病）

第二节　腧穴的定位方法

一、骨度分寸定位法

骨度分寸定位法是指主要以骨节为标志，将骨节之间的长度、宽度按自身比例折算为一定的分寸，用以确定腧穴位置的方法。不论男女、老幼、高矮、胖瘦，均可按一定的骨度分寸在其自身测量。现在采用的骨度分寸是以《灵枢·骨度》所规定的人体各部的分寸为基础，结合历代医家创用的折量分寸及国家标准《经穴名称与定位》（GB/T 12346-2021）而确定的。常用的"骨度"折量寸见表1-9、图1-1。

表1-9　常用骨度折量寸

部位	起止点	折量寸（寸）	度量法	说明
头面部	前发际正中至后发际正中	12	直寸	用于确定头部腧穴的纵向距离
	眉间（印堂）至前发际正中	3	直寸	用于确定前发际及其头部腧穴的纵向距离

部位	起止点	折量寸（寸）	度量法	说明
	第7颈椎棘突下（大椎）至后发际正中	3	直寸	用于确定后发际及其头部腧穴的纵向距离
	两额角发际（头维）之间	9	横寸	用于确定头前部腧穴的横向距离
	耳后两乳突（完骨）之间	9	横寸	用于确定头后部腧穴的横向距离
胸腹胁部	胸骨上窝（天突）至剑突尖	9	直寸	用于确定胸部任脉腧穴的纵向距离
	剑突尖至脐中	8	直寸	用于确定上腹部腧穴的纵向距离
	脐中至耻骨联合上缘（曲骨）	5	直寸	用于确定下腹部腧穴的纵向距离
	两肩胛骨喙突内侧缘之间	12	横寸	用于确定胸部腧穴的横向距离
	两乳头之间	8	横寸	用于确定胸腹部腧穴的横向距离
背腰部	肩胛骨内侧缘至后正中线	3	横寸	用于确定背腰部腧穴的横向距离
上肢部	腋前纹头至肘横纹（平尺骨鹰嘴）	9	直寸	用于确定上臂前侧及其内侧部腧穴的纵向距离
	腋后纹头至尺骨鹰嘴（平肘横纹）	9	直寸	用于确定上臂外侧及其后侧部腧穴的纵向距离
	肘横纹（平尺骨鹰嘴）至腕掌（背）侧远端横纹	12	直寸	用于确定前臂部腧穴的纵向距离
下肢部	耻骨联合上缘至髌底	18	直寸	用于确定大腿前部及其内侧部腧穴的纵向距离
	髌底至髌尖	2	直寸	
	髌尖（平膝中）至内踝尖（胫骨内侧髁下方阴陵泉至内踝尖为13寸）	15	直寸	用于确定小腿内侧部腧穴的纵向距离
	股骨大转子至腘横纹（平髌尖）	19	直寸	用于确定大腿前外侧部腧穴的纵向距离
	臀沟至腘横纹	14	直寸	用于确定大腿后部腧穴的纵向距离
	腘横纹（平髌尖）至外踝尖	16	直寸	用于确定小腿外侧部及其后侧部腧穴的纵向距离
	内踝尖至足底	3	直寸	用于确定足内侧部腧穴的纵向距离

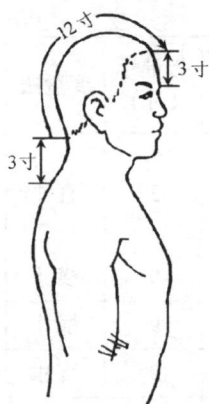

（1）头部和侧胸部

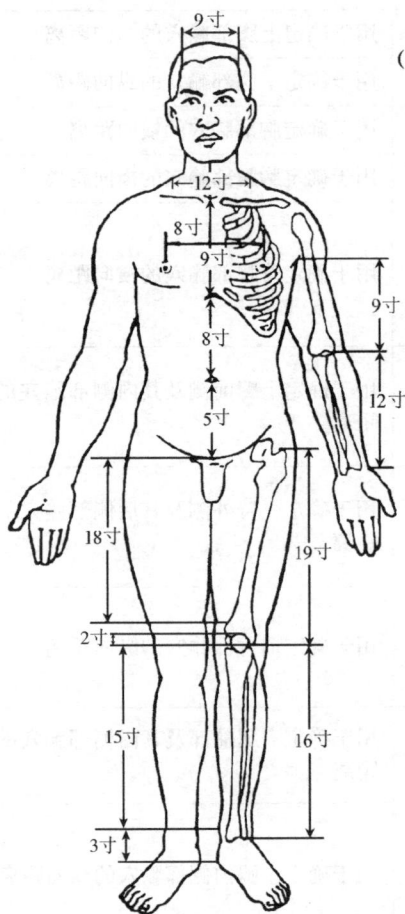

（2）正面

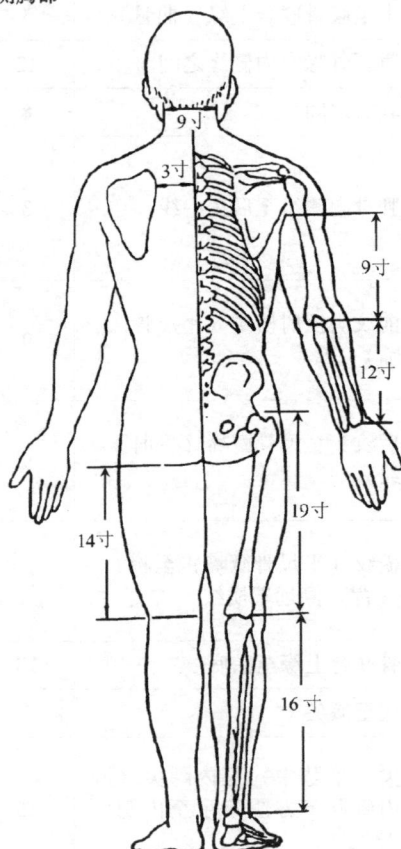

（3）背面

图1-1　常用骨度分寸示意图

二、体表解剖标志定位法

体表解剖标志定位法，是以人体解剖学的各种体表标志为依据来确定腧穴位置的一种方法，俗称自然标志定位法。人体体表解剖标志可分为固定标志和活动标志两种。

（一）固定标志

固定标志指各部位由骨节或肌肉所形成的突起、凹陷、五官轮廓、发际、指（趾）甲、乳头、肚脐等，是在自然姿势下可见的标志。可以借助这些标志确定腧穴的位置。例如，腓骨小头前下方凹陷中定阳陵泉穴；足内踝尖上3寸，胫骨内侧面后缘定三阴交穴；眉头定攒竹穴；脐中旁开2寸定天枢穴等。

（二）活动标志

活动标志指各部位的关节、皮肤、肌肉、肌腱随着活动而出现的各种孔隙、凹陷、尖端、皱纹等，是在活动姿势下才会出现的标志，据此亦可确定腧穴的位置。例如，张口时在耳屏与下颌关节之间呈凹陷处取听宫穴；下颌角前上方约一横指，当咀嚼时咬肌隆起，放松时按之凹陷处取颊车穴等。

注意事项：体表解剖标志定位法需要在有一定解剖知识的基础上来学习，若解剖知识薄弱，会直接影响对腧穴的定位。

三、手指同身寸定位法

手指同身寸定位法是指依据患者的手指为尺寸折量标准来量取腧穴的定位方法，又称"指寸法"。常用的手指同身寸有以下3种。

（一）中指同身寸

以患者中指中节桡侧两端纹头（拇指、中指屈曲成环形）之间的距离作为1寸，称"中指同身寸"（图1-2）。

（二）拇指同身寸

以患者拇指的指间关节的宽度作为1寸，称"拇指同身寸"（图1-3）。

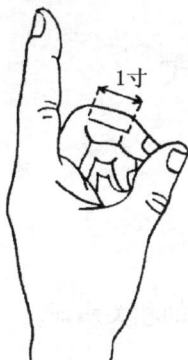

图1-2 中指同身寸

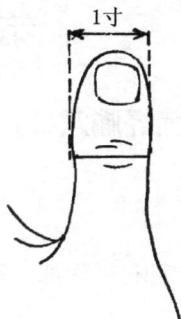

图1-3 拇指同身寸

（三）横指同身寸

令患者将食指、中指、无名指和小指并拢，以中指中节横纹为标准，其4指的宽度作为3寸，称"横指同身寸"。四指相并名曰"一夫"，故用横指同身寸量取腧穴，又名"一夫法"（图1-4）。

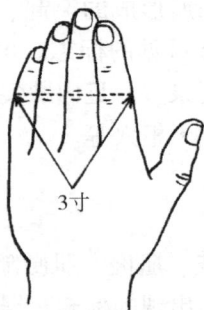

图1-4　横指同身寸

注意事项：由于手指同身寸定位法操作简便，并适用于大部分腧穴，人们容易过分依赖手指同身寸定位法。但是，此定位法是以患者手指作为标准来取穴，而在操作中人们往往选择根据患者的高矮胖瘦参照自己的手指做出一定调整来测定腧穴，这样就容易出现误差，导致取穴不准。因此，应将此定位法作为体表解剖标志定位法和骨度分寸定位法的补充或配合。

四、简便定位法

简便定位法是临床中一种简便易行的腧穴定位方法，是一种辅助取穴方法。例如，两手虎口自然平直交叉，一手食指压在另一手腕后高骨的上方，其食指尽端处取列缺穴；立正姿势，手臂自然下垂，其中指端处取风市穴。

注意事项：简便定位法操作简便，易于记忆，但是所取位置和其他方法所定位的腧穴可能有着较大的偏差，且目前对取穴姿势没有严格界定，随意性较大，建议使用简便定位法时要利用其他定位方法来确定腧穴定位是否准确。

第三节　常用腧穴

一、手太阴肺经腧穴

（一）主治

本经腧穴主治咽喉、胸部、肺部及其经脉循行部位的相关病证。

（二）经脉循行

《灵枢·经脉》：肺手太阴之脉，起于中焦，下络大肠，还循胃口，上膈属肺，从肺系横出腋下，下循臑内，行少阴、心主之前，下肘中，循臂内上骨下廉，入寸口，上鱼，循鱼际，出大指之端。其支者，从腕后直出次指内廉，出其端（图1-5）。

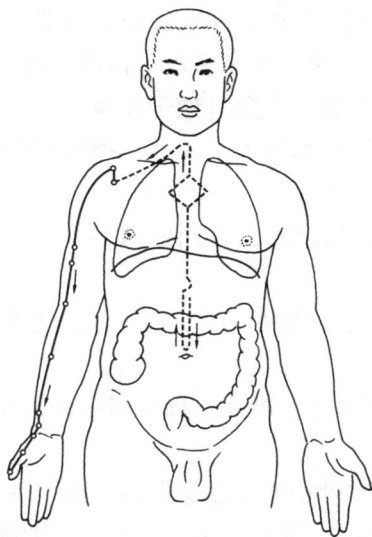

图1-5 手太阴肺经经脉循行示意图

（三）主要腧穴

1. 尺泽（LU 5）合穴

【定位】在肘区，肘横纹上，肱二头肌腱桡侧缘凹陷中（图1-6）。

【主治】①肺系实热性病证：咳嗽、气喘、咯血、咽喉红肿热痛等。②肘臂痉挛疼痛。③急证：中暑、急性吐泻、小儿惊风等。

【操作】点刺出血或直刺0.8~1.2寸；可灸；推拿多用一指禅推法，点、按、揉法。

2. 孔最（LU 6）郄穴

【定位】在前臂前区，腕掌侧远端横纹上7寸，尺泽与太渊连线上（图1-7）。

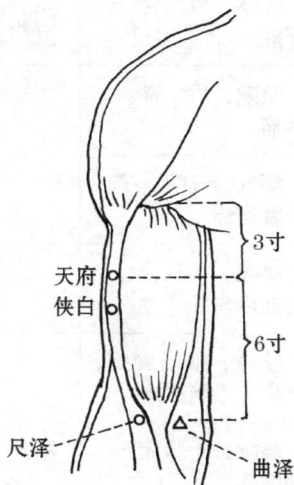

图1-6 手太阴肺经腧穴（一）

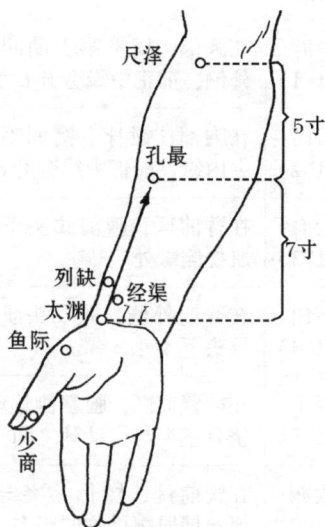

图1-7 手太阴肺经腧穴（二）

【主治】①肺系病证：鼻衄、咯血、咽喉肿痛、气喘、咳嗽等。②肘臂挛痛。

【操作】直刺0.5~1寸；可灸；推拿多用一指禅推法，点、按、揉法。

3. 列缺（LU 7）络穴，八脉交会穴（通于任脉）

【定位】在前臂，腕掌侧远端横纹上1.5寸，拇短伸肌腱与拇长展肌腱之间，拇长展肌腱沟的凹陷中（图1-7）。

简易取穴：双手虎口自然平直交叉，其中一手食指放在另一手的桡骨茎突上，此穴在指尖下凹陷中。

【主治】①肺系病证：气喘、咳嗽、咽喉肿痛等。②头面部病证：头痛、齿痛、项强、口眼㖞斜等。③腕部疼痛。

【操作】向上斜刺0.5~0.8寸；可灸；推拿多用一指禅推法，点、按、揉法。

4. 鱼际（LU 10）荥穴

【定位】在手外侧，第1掌骨桡侧中点赤白肉际处（图1-7）。

【主治】①肺系实热性病证：咯血、失音、咽干、咳嗽、咽喉肿痛等。②小儿疳积。③掌中热。

【操作】直刺0.5~0.8寸；可灸；治小儿疳积则用割治法；推拿多用一指禅推法，点、按、揉法。

5. 少商（LU 11）井穴

【定位】在手指，拇指末节桡侧，指甲根角侧上方0.1寸（指寸）（图1-7）。

【主治】①肺系实热性病证：高热、鼻衄、咽喉红肿热痛等。②急证：昏迷、癫狂等。

【操作】点刺出血或浅刺0.1寸；可灸；推拿多用掐法。

手太阴肺经其他腧穴的定位与主治见表1-10。

表1-10　手太阴肺经其他腧穴一览表

序号	穴名	定位	主治	备注
1	中府（LU 1）	在胸部，横平第1肋间隙，锁骨下窝外侧，前正中线旁开6寸	气喘，咳嗽，肩、背、胸部疼痛	肺之募穴
2	云门（LU 2）	在胸部，锁骨下窝凹陷中，肩胛骨喙突内缘，前正中线旁开6寸	气喘，咳嗽，肩、背、胸部疼痛	
3	天府（LU 3）	在臂前区，腋前纹头下3寸，肱二头肌桡侧缘处	鼻衄，瘿气，气喘，咳嗽，上臂疼痛	
4	侠白（LU 4）	在臂前外侧，肱二头肌桡侧缘，腋前纹头下4寸	气喘，咳嗽，干呕，心痛，上臂疼痛	
5	经渠（LU 8）	在前臂前区，腕掌侧远端横纹上1寸，桡骨茎突与桡动脉之间	气喘，咳嗽，咽喉肿痛，胸部疼痛，手腕疼痛	经穴
6	太渊（LU 9）	在腕前区，桡骨茎突与舟状骨之间，拇长展肌腱尺侧凹陷中	气喘，咳嗽，无脉症，腕臂部疼痛	输穴，原穴，八会穴之脉会

二、手阳明大肠经腧穴

（一）主治

本经腧穴主治头面、五官、咽喉病，以及肠胃病、热病、神志病及其经脉循行部位的相关病证。

（二）经脉循行

《灵枢·经脉》：大肠手阳明之脉，起于大指次指之端，循指上廉，出合谷两骨之间，上入两筋之中，循臂上廉，入肘外廉，上臑外前廉，上肩，出髃骨之前廉，上出于柱骨之会上，下入缺盆，络肺，下膈，属大肠；其支者，从缺盆上颈贯颊，入下齿中，还出夹口，交人中，左之右，右之左，上夹鼻孔（图1-8）。

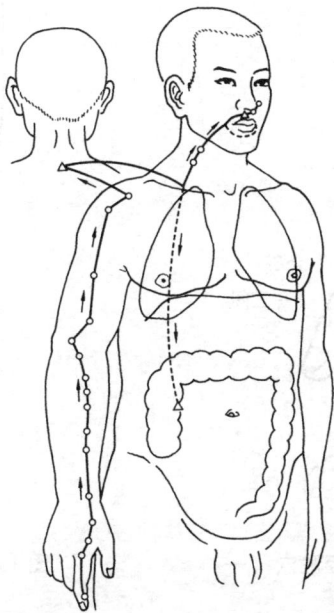

图1-8　手阳明大肠经经脉循行示意图

（三）主要腧穴

1. 商阳（LI 1）井穴

【定位】在手指，食指末节桡侧，指甲根角侧上方0.1寸（指寸）（图1-9）。

【主治】①五官病证：齿痛、口眼㖞斜、咽喉肿痛等。②急证：热病、癫狂、昏迷等。

【操作】点刺出血或浅刺0.1寸；可灸；推拿多用掐法。

2. 合谷（LI 4）原穴

【定位】在手背，约平第2掌骨桡侧的中点处（图1-9）。

简易取穴：一手拇指的指间关节横纹，置于另一手拇、食指间的指蹼缘上，此穴在拇指尖下。

【主治】①头面五官病证：头痛、耳聋、鼻衄、齿痛、目赤肿痛、口眼㖞斜等。②外感病证：发热、恶寒。③无汗、多汗、热病。④妇产科病证：经闭、痛经、滞产等。⑤多种痛证，为多种五官或颈部疾病手术的针刺麻醉常用穴。

【操作】直刺0.5～1寸，孕妇不适宜针刺此穴；可灸；推拿多用一指禅推法，点、按、揉法。

3. 手三里（LI 10）

【定位】在前臂，阳溪与曲池连线上（图1-10）。

【主治】①齿痛、颊肿。②手臂乏力、上肢不遂。③腹痛、腹泻。

【操作】直刺1～1.5寸；可灸；推拿多用一指禅推法，点、按、揉法。

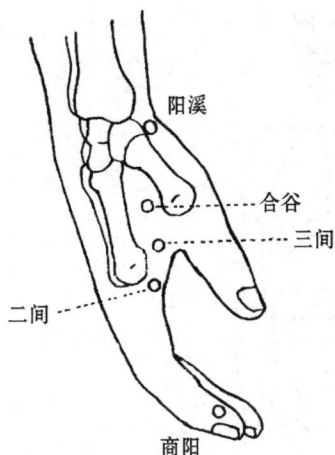

图1-9　手阳明大肠经腧穴（一）

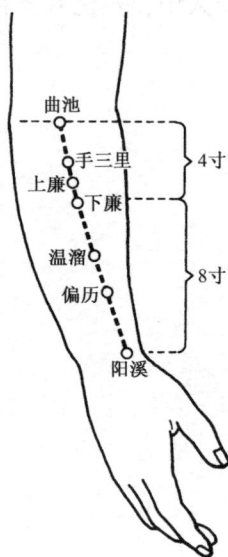

图1-10　手阳明大肠经腧穴（二）

4. 曲池（LI 11）合穴

【定位】在肘区，在尺泽与肱骨外上髁连线中点凹陷处（图1-10）。

【主治】①上肢病证：手臂痹痛、上肢不遂等。②眩晕、热病、癫狂。③胃肠病证：腹痛、呕吐、泄泻等。④五官热性病证：目赤肿痛、齿痛、咽喉肿痛等。⑤皮肤外科病证：湿疹、瘾疹、瘰疬等。

【操作】直刺1～1.5寸；可灸；推拿多用一指禅推法，点、按、揉法。

5. 肩髃（LI 15）

【定位】在三角肌区，肩峰外侧缘前端与肱骨大结节两骨之间凹陷中（图1-11）。

简易取穴：手臂外展，肩峰外侧缘出现前后两个凹陷，肩髃穴为前下方凹陷。

【主治】①肩、上肢病证：肩臂挛痛、上肢不遂等。②瘾疹。

【操作】向下斜刺或直刺0.8～1.5寸，肩周炎宜向肩关节直刺，上肢不遂宜向三角肌方向斜刺；可灸；推拿多用一指禅推法，点、按、揉法。

6. 迎香（LI 20）

【定位】在面部，鼻翼外缘中点旁，鼻唇沟中（图1-12）。

【主治】①五官病证：鼻塞、流涕、鼻衄、口㖞等。②胆道蛔虫症。

【操作】略向内上方斜刺或平刺0.3~0.5寸；不宜灸；推拿多用一指禅推法，点、按、揉法。

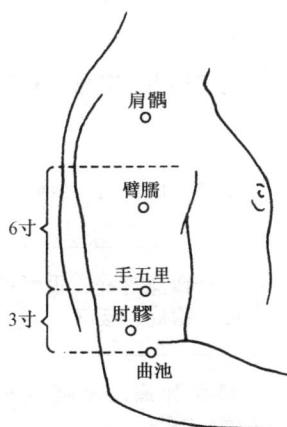

图1-11　手阳明大肠经腧穴（三）　　　　图1-12　手阳明大肠经腧穴（四）

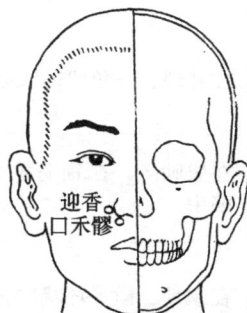

手阳明大肠经其他腧穴的定位与主治见表1-11。

表1-11　手阳明大肠经其他腧穴一览表

序号	穴名	定位	主治	备注
1	二间 （LI 2）	在手指，第2掌指关节桡侧远端赤白肉际处	目痛，鼻衄，齿痛，热病	荥穴
2	三间 （LI 3）	在手背，第2掌指关节桡侧近端凹陷中	齿痛，咽喉肿痛，腹胀、肠鸣，嗜睡	输穴
3	阳溪 （LI 5）	在腕区，腕背侧远端横纹桡侧，桡骨茎突远端，解剖学"鼻烟窝"凹陷中	头痛，目赤肿痛，齿痛，咽喉肿痛，腕部疼痛	经穴
4	偏历 （LI 6）	在前臂，腕背侧远端横纹上3寸，阳溪与曲池连线上	耳鸣，鼻衄，手臂酸痛，腹部胀满，水肿	络穴
5	温溜 （LI 7）	在前臂，腕背侧远端横纹上5寸，阳溪与曲池连线上	头痛，面肿，咽喉肿痛，肩背酸痛，疔疮，肠鸣，腹痛	郄穴
6	下廉 （LI 8）	在前臂，肘横纹下4寸，阳溪与曲池连线上	头痛，眩晕，目痛，肘臂痛，腹痛，腹胀	

序号	穴名	定位	主治	备注
7	上廉 (LI 9)	在前臂，肘横纹下 3 寸，阳溪与曲池连线上	头痛，肩臂酸痛麻木，半身不遂，肠鸣，腹痛	
8	肘髎 (LI 12)	在肘区，肱骨外上髁上缘，髁上嵴的前缘	肘臂麻木、疼痛、挛急	
9	手五里 (LI 13)	在臂部，肘横纹上 3 寸，曲池与肩髃连线上	肘臂疼痛、挛急，瘰疬	
10	臂臑 (LI 14)	在臂部，三角肌前缘处，曲池上 7 寸	痹证，肩臂痛，瘰疬，目疾	
11	巨骨 (LI 16)	在肩胛区，在锁骨肩峰端与肩胛冈之间凹陷中	肩臂挛急疼痛，手臂抬举不便，瘰疬，瘿气	
12	天鼎 (LI 17)	在颈部，横平环状软骨，胸锁乳突肌后缘	咽喉肿痛，暴喑气梗，瘰疬，瘿气	
13	扶突 (LI 18)	在胸锁乳突肌区，横平喉结，胸锁乳突肌前、后缘中间	咳嗽，气喘，呃逆，咽喉肿痛，暴喑，瘰疬，瘿气，颈部手术针刺麻醉	
14	口禾髎 (LI 19)	在面部，横平人中沟上 1/3 与下 2/3 交点，鼻孔外缘直下	口㖞，鼻塞流涕，鼻衄	

三、足阳明胃经腧穴

（一）主治

本经腧穴主治胃肠病、头面五官病、热病、神志病及其经脉循行部位的相关病证。

（二）经脉循行

《灵枢·经脉》：胃足阳明之脉，起于鼻之交頞中，旁约太阳之脉，下循鼻外，入上齿中，还出夹口环唇，下交承浆，却循颐后下廉，出大迎，循颊车，上耳前，过客主人，循发际，至额颅。其支者，从大迎前下人迎，循喉咙，入缺盆，下膈，属胃，络脾；其直者，从缺盆下乳内廉，下夹脐，入气街中；其支者，起于胃口，下循腹里，下至气街中而合，以下髀关，抵伏兔，下膝髌中，下循胫外廉，下足跗，入中指内间；其支者，下膝三寸而别，下入中指外间；其支者，别跗上，入大指间，出其端（图 1-13）。

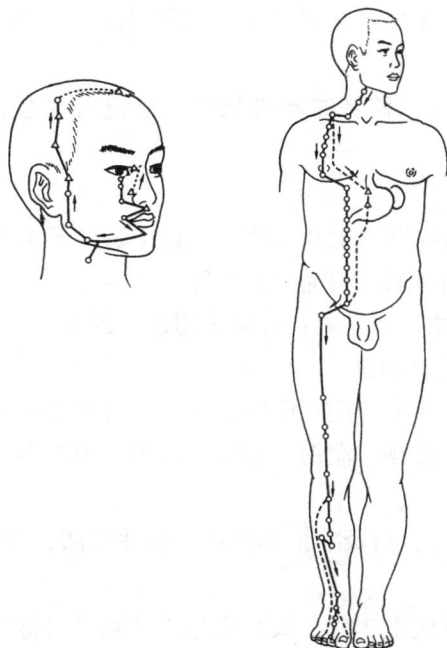

图 1-13　足阳明胃经经脉循行示意图

（三）主要腧穴

1. 地仓（ST 4）

【定位】在面部，口角旁开 0.4 寸（指寸）（图 1-14）。

【主治】面部病证，如流涎、齿痛、口角㖞斜、三叉神经痛等。

【操作】平刺或斜刺 0.5~0.8 寸，可针刺透向颊车穴；可灸；推拿多用点、按、揉法。

2. 下关（ST 7）

【定位】在面部，颧弓下缘中央与下颌切迹之间凹陷中（图 1-15）。

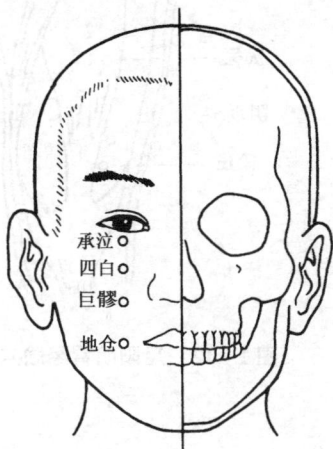

图 1-14　足阳明胃经腧穴（一）

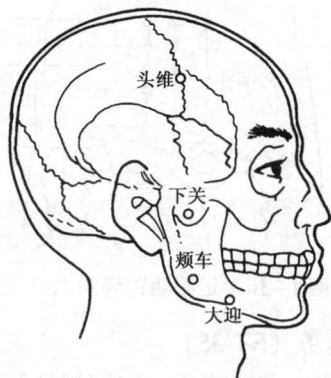

图 1-15　足阳明胃经腧穴（二）

【主治】①面口病证：齿痛、牙关不利、口眼㖞斜、三叉神经痛等。②耳部病证：耳鸣、耳聋、脓耳等。

【操作】直刺0.5~1寸，留针时不可张口，避免出现弯针情况；可灸。推拿多用点、按、揉法。

3. 头维（ST 8）

【定位】在头部，额角发际直上0.5寸，头正中线旁开4.5寸（图1-15）。

【主治】头目病证，如头痛、目痛、目眩等。

【操作】平刺0.5~1寸；不宜灸；推拿多用按、揉法。

4. 天枢（ST 25）大肠之募穴

【定位】在腹部，横平脐中，前正中线旁开2寸（图1-16）。

【主治】①胃肠病证：便秘、泄泻、腹胀、腹痛、痢疾等。②妇科病证：痛经、月经不调等。

【操作】直刺1~1.5寸；可灸。推拿多用一指禅推法，点、按、揉法。

5. 梁丘（ST 34）郄穴

【定位】在股前区，髌底上2寸，股直肌与股外侧肌肌腱之间（图1-17）。

【主治】①急性胃部疼痛。②下肢病证：膝关节肿痛、下肢不遂等。③乳腺类病证：乳痈、乳痛等。

【操作】直刺1~1.5寸；可灸；推拿多用一指禅推法，点、按、揉法。

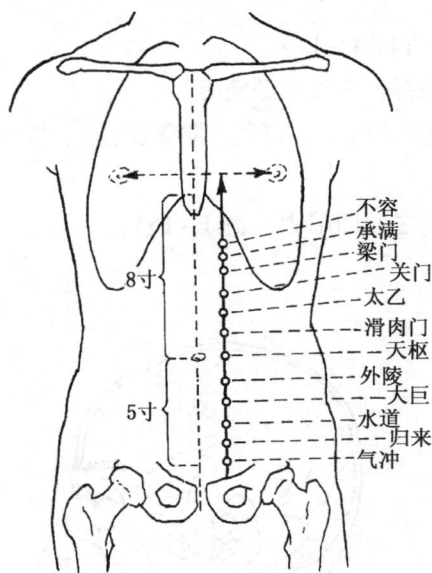

图1-16 足阳明胃经腧穴（三）

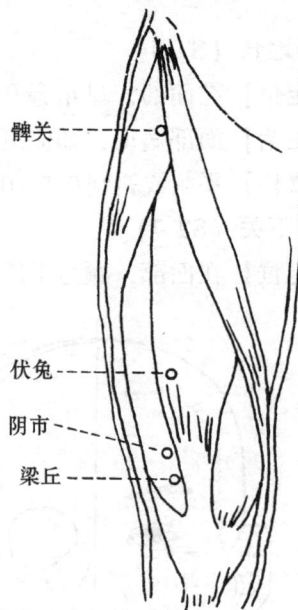

图1-17 足阳明胃经腧穴（四）

6. 犊鼻（ST 35）

【定位】在膝前区，髌韧带外侧凹陷中（图1-18）。

【主治】下肢病证，如下肢麻痹、膝关节疼痛、膝关节活动受限等。

【操作】屈膝，向后内斜刺 0.5~1 寸；可灸。推拿多用点、按、揉法。

7. 足三里（ST 36）合穴，胃下合穴

【定位】在小腿外侧，犊鼻下 3 寸，胫骨前嵴外 1 横指处，犊鼻与解溪连线上（图 1-18）。

【主治】①胃肠病证：呕吐、噎膈、腹胀、腹痛、便秘、泄泻、痢疾等。②下肢痿痹。③癫狂。④外科病证：乳痈、肠痈等。⑤虚劳诸症，为强身保健要穴。

【操作】直刺 1~2 寸；可灸，温灸该穴常用于强身保健。推拿多用一指禅推法，点、按、揉法。

8. 条口（ST 38）

【定位】在小腿外侧，犊鼻下 8 寸，犊鼻与解溪连线上（图 1-18）。

【主治】①下肢转筋、痿痹。②肩臂部疼痛。③脘腹部疼痛。

【操作】直刺 1~1.5 寸；可灸；一指禅推法，点、按、揉法。

9. 丰隆（ST 40）络穴

【定位】在小腿外侧，外踝尖直上 8 寸，胫骨前肌外侧缘；条口外侧 1 横指处（图 1-18）。

【主治】①眩晕、头痛。②癫狂。③痰饮病证：咳嗽、痰多等。④下肢痿痹。⑤腹胀、便秘。

【操作】直刺 1~1.5 寸；可灸。推拿多用一指禅推法，点、按、揉法。

10. 内庭（ST 44）荥穴

【定位】在足背，第 2、3 趾间，趾蹼缘后方赤白肉际处（图 1-19）。

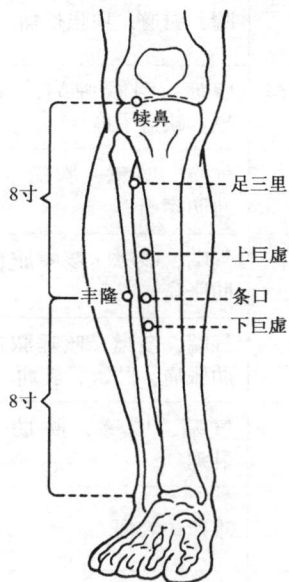

图 1-18　足阳明胃经腧穴（五）　　图 1-19　足阳明胃经腧穴（六）

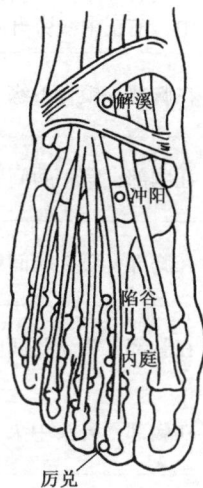

【主治】①五官类热性病证：鼻衄、齿痛、咽喉肿痛等。②热病。③胃肠病证：吐酸反胃、便秘、泄泻、痢疾等。④足背及跖趾关节肿痛。

【操作】斜刺或直刺0.5~0.8寸；可灸；推拿多用点、按、揉法。

足阳明胃经其他腧穴的定位与主治见表1-12。

表1-12 足阳明胃经其他腧穴一览表

序号	穴名	定位	主治	备注
1	承泣 (ST 1)	在面部，眼球与眶下缘之间，目正视，瞳孔直下	迎风流泪，眼睑瞤动，夜盲，近视，面肌痉挛，口㖞	
2	四白 (ST 2)	在面部，眶下孔处	眩晕，头痛，目翳，近视，目赤肿痛，眼睑瞤动，面部痉挛疼痛，口㖞	
3	巨髎 (ST 3)	在面部，横平鼻翼下缘，目正视，瞳孔直下	眼睑瞤动，鼻衄，齿痛，口㖞，面部肿痛	
4	大迎 (ST 5)	在面部，下颌角前方，咬肌附着部的前缘凹陷中，面动脉搏动处	颊肿，齿痛，口㖞	
5	颊车 (ST 6)	在面部，下颌角前上方一横指（中指），闭口咬紧牙时咬肌隆起，放松时按之有凹陷处	颊肿，齿痛，口㖞，牙关不利	
6	人迎 (ST 9)	在颈部，横平喉结，胸锁乳突肌前缘，颈总动脉搏动处	咽喉肿痛，瘰疬，瘿气，胸满气喘，高血压	
7	水突 (ST 10)	在颈部，横平环状软骨，胸锁乳突肌前缘	咽喉肿痛，气喘，咳嗽	
8	气舍 (ST 11)	在胸锁乳突肌区，锁骨上小窝，锁骨胸骨端上缘，胸锁乳突肌胸骨头与锁骨头中间的凹陷中	咽喉肿痛，瘿气，瘰疬，气喘，呃逆，项强疼痛	
9	缺盆 (ST 12)	在颈外侧区，锁骨上大窝，锁骨上缘凹陷中，前正中线旁开4寸	瘰疬，咽喉肿痛，气喘咳嗽，缺盆中痛	
10	气户 (ST 13)	在胸部，锁骨下缘，前正中线旁开4寸	气喘，咳嗽，胸满，呃逆，胁肋疼痛	
11	库房 (ST 14)	在胸部，第1肋间隙，前正中线旁开4寸	气喘，咳嗽，咳唾脓血，胁肋胀痛	
12	屋翳 (ST 15)	在胸部，第2肋间隙，前正中线旁开4寸	气喘，咳嗽，咳唾脓血，胁肋胀痛，乳癖，乳痈	
13	膺窗 (ST 16)	在胸部，第3肋间隙，前正中线旁开4寸	气喘，咳嗽，胁肋胀痛，乳痈	
14	乳中 (ST 17)	在胸部，乳头中央	难产，乳痈	
15	乳根 (ST 18)	在胸部，第5肋间隙，前正中线旁开4寸	乳疾，胸痛，咳嗽，气喘，呃逆	
16	不容 (ST 19)	在上腹部，脐中上6寸，前正中线旁开2寸	胃腹胀痛，呕吐，纳少	

序号	穴名	定位	主治	备注
17	承满 （ST 20）	在上腹部，脐中上 5 寸，前正中线旁开 2 寸	胃痛，吐血，胃纳欠佳	
18	梁门 （ST 21）	在上腹部，脐中上 4 寸，前正中线旁开 2 寸	胃腹胀痛，呕吐，纳少	
19	关门 （ST 22）	在上腹部，脐中上 3 寸，前正中线旁开 2 寸	腹胀疼痛，肠鸣，泄泻	
20	太乙 （ST 23）	在上腹部，脐中上 2 寸，前正中线旁开 2 寸	心烦，神志癫狂，腹胀疼痛	
21	滑肉门 （ST 24）	在上腹部，脐中上 1 寸，前正中线旁开 2 寸	呕吐，腹部胀痛，神志癫狂	
22	外陵 （ST 26）	在下腹部，脐中下 1 寸，前正中线旁开 2 寸	腹痛，痛经，疝气	
23	大巨 （ST 27）	在下腹部，脐中下 2 寸，前正中线旁开 2 寸	小腹胀满，小便不利，疝气，遗精、早泄等男科病证	
24	水道 （ST 28）	在下腹部，脐中下 3 寸，前正中线旁开 2 寸	小腹胀满，小便不利，疝气，痛经、不孕等妇科病证	
25	归来 （ST 29）	在下腹部，脐中下 4 寸，前正中线旁开 2 寸	小腹疼痛，疝气，妇科病证	
26	气冲 （ST 30）	在腹股沟区，耻骨联合上缘，前正中线旁开 2 寸，动脉搏动处	腹痛肠鸣，疝气，妇科、男科病证	
27	髀关 （ST 31）	在股前区，缝匠肌、股直肌近端与阔筋膜张肌 3 条肌肉之间凹陷中，或于髂前上棘、髌骨底外侧端连线与耻骨下缘水平线的交点处取穴	腰及下肢病证，如腰痛膝冷、下肢肌肉痿痹等	
28	伏兔 （ST 32）	在股前区，髌底上 6 寸，髂前上棘与髌底外侧端的连线上	腰及下肢病证，脚气，疝气	
29	阴市 （ST 33）	在股前区，髌底上 3 寸，股直肌肌腱外侧缘	下肢肌肉痿痹，膝关节活动受限，疝气	
30	上巨虚 （ST 37）	在小腿外侧，犊鼻下 6 寸，犊鼻与解溪连线上	腹痛，泄泻，便秘，肠鸣，痢疾，肠痈，下肢肌肉痿痹	大肠下合穴
31	下巨虚 （ST 39）	在小腿外侧，犊鼻下 9 寸，犊鼻与解溪连线上	乳痈，小腹疼痛，腹泻，痢疾，下肢肌肉痿痹	小肠下合穴
32	解溪 （ST 41）	在踝区，踝关节前面中央凹陷中，踇长伸肌腱与趾长伸肌腱之间	癫狂，头痛，眩晕，腹胀，便秘，下肢肌肉痿痹，踝关节病证	经穴
33	冲阳 （ST 42）	在足背，第 2 跖骨基底部与中间楔状骨关节处，可触及足背动脉	口㖞，胃痛，癫狂，痫证，足痿乏力	原穴

续　表

序号	穴名	定位	主治	备注
34	陷谷 （ST 43）	在足背，第2、3跖骨之间，第2跖趾关节近端凹陷中	面目浮肿，腹痛，肠鸣，足背肿痛	输穴
35	厉兑 （ST 45）	在足趾，第2趾末节外侧，距甲根角侧后方0.1寸（指寸）	热病，多梦，癫狂，五官实热性病证	井穴

四、足太阴脾经腧穴

（一）主治

本经腧穴主治脾胃病、前阴病、妇科病及其经脉循行部位的相关病证。

（二）经脉循行

《灵枢·经脉》：脾足太阴之脉，起于大指之端，循指内侧白肉际，过核骨后，上内踝前廉，上腨内，循胫骨后，交出厥阴之前，上膝股内前廉，入腹，属脾，络胃，上膈，夹咽，连舌本，散舌下。其支者，复从胃别上膈，注心中……脾之大络，名曰大包，出渊腋下三寸，布胸胁（图1-20）。

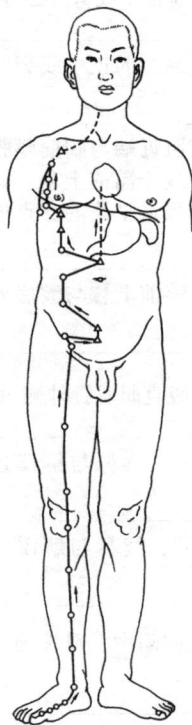

图1-20　足太阴脾经经脉循行示意图

（三）主要腧穴

1. 公孙（SP 4）络穴，八脉交会穴（通于冲脉）

【定位】在跖区，第1跖骨底的前下缘赤白肉际处（图1-21）。

【主治】①脾胃肠病证：胃痛、呕吐、腹痛、泄泻、痢疾等。②神志病证：狂证、心烦、失眠等。③冲脉病证：逆气里急、气上冲心（奔豚气）等。

【操作】直刺0.6~1.2寸；可灸；推拿多用点、按、揉法。

2. 三阴交（SP 6）

【定位】在小腿内侧，内踝尖上3寸，胫骨内侧缘后际（图1-22）。

【主治】①脾胃虚弱诸症：肠鸣、腹泻、腹胀等。②妇产科病证：月经不调、带下、不孕、滞产、阴挺等。③生殖泌尿系统病证：遗精、遗尿、阳痿等。④心悸，失眠，高血压。⑤下肢肌肉痿痹。⑥阴虚诸症。

【操作】直刺1~1.5寸，孕妇禁针；可灸；推拿多用一指禅推法，点、按、揉法。

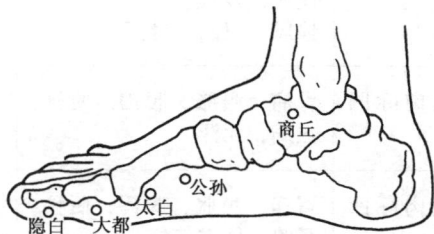

图1-21　足太阴脾经腧穴（一）　　　　图1-22　足太阴脾经腧穴（二）

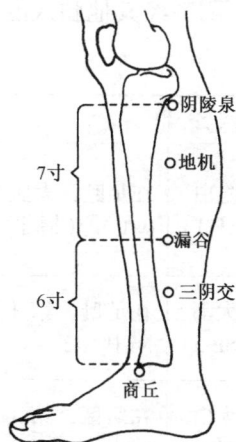

3. 地机（SP 8）郄穴

【定位】在小腿内侧，阴陵泉下3寸，胫骨内侧缘后际（图1-22）。

【主治】①妇科病证：月经不调、痛经、崩漏等。②脾胃病证：腹痛、腹泻等。③脾不运化水湿病证：小便不利、水肿等。④疝气。

【操作】直刺1~1.5寸；可灸；推拿多用一指禅推法，点、按、揉法。

4. 阴陵泉（SP 9）合穴

【定位】在小腿内侧，胫骨内侧髁下缘与胫骨内侧缘之间的凹陷中（图1-22）。

【主治】①脾不运化水湿病证：水肿、黄疸、腹胀、泄泻、遗尿、小便不利等。②膝痛。③痛经，阴部痛，遗精。

【操作】直刺1~2寸；可灸；推拿多用一指禅推法，点、按、揉法。

5. 血海（SP 10）

【定位】在股前区，髌底内侧端上2寸，股内侧肌隆起处（图1-23）。

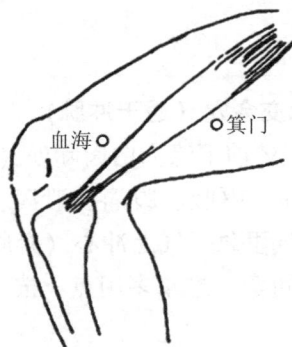

图 1-23　足太阴脾经腧穴（三）

【主治】①妇科病证：月经不调、痛经、闭经等。②血热性皮肤病：瘾疹、湿疹、丹毒等。③膝股区内侧疼痛。

【操作】直刺 1~1.5 寸；可灸；推拿多用点、按、揉法。

足太阴脾经其他腧穴的定位与主治见表 1-13。

表 1-13　足太阴脾经其他腧穴一览表

序号	穴名	定位	主治	备注
1	隐白 (SP 1)	在足趾，大趾末节内侧，距甲根角侧后方 0.1 寸（指寸）	崩漏，月经过多，尿血，便血，梦魇，多梦，癫狂，惊风，腹满，暴泻	井穴
2	大都 (SP 2)	在足趾，第 1 跖趾关节远端赤白肉际凹陷中	胃痛，腹胀，腹泻，便秘，热病，无汗	荥穴
3	太白 (SP 3)	在跖区，第 1 跖趾关节近端赤白肉际凹陷中	胃痛，腹胀，腹泻，便秘，肠鸣，体重节痛	输穴，原穴
4	商丘 (SP 5)	在踝区，内踝前下方，内踝尖与舟骨粗隆连线中点凹陷中	腹胀，泄泻，便秘，足踝肿痛，黄疸	经穴
5	漏谷 (SP 7)	在小腿内侧，内踝尖上 6 寸，胫骨内侧缘后际	肠鸣，腹胀，遗精，小便不利，下肢肌肉痿痹	
6	箕门 (SP 11)	在股前区，髌底内侧端与冲门连线上 1/3 和下 2/3 交点，长收肌与缝匠肌交角的动脉搏动处	腹股沟肿胀疼痛，遗尿，小便不利	
7	冲门 (SP 12)	在腹股沟区，腹股沟斜纹中，髂外动脉搏动处的外侧	腹痛，带下，崩漏，疝气，胎气上冲	
8	府舍 (SP 13)	在下腹部，脐中下 4.3 寸，前正中线旁开 4 寸	下腹部病证，如腹痛、疝气、积结等	

续　表

序号	穴名	定位	主治	备注
9	腹结 (SP 14)	在下腹部，脐中直下1.3寸，前正中线旁开4寸	食积，腹痛，腹泻，疝气	
10	大横 (SP 15)	在腹部，脐中旁开4寸	腹痛，腹泻，便秘	
11	腹哀 (SP 16)	在上腹部，脐中上3寸，前正中线旁开4寸	腹痛，泄泻，痢疾，便秘，消化不良	
12	食窦 (SP 17)	在胸部，第5肋间隙，前正中线旁开6寸	胃气失和，胸胁胀痛，嗳气反酸，水肿	
13	天溪 (SP 18)	在胸部，第4肋间隙，前正中线旁开6寸	胸胁胀痛，咳嗽，乳少，乳痈	
14	胸乡 (SP 19)	在胸部，第3肋间隙，前正中线旁开6寸	胸胁胀痛	
15	周荣 (SP 20)	在胸部，第2肋间隙，前正中线旁开6寸	胸胁胀满，咳嗽气逆	
16	大包 (SP 21)	在胸外侧区，第6肋间隙，在腋中线上	胁痛，气喘，全身疼痛，四肢乏力	脾之大络

五、手少阴心经腧穴

（一）主治

本经腧穴主治心、胸、神志病及其经脉循行部位的相关病证。

（二）经脉循行

《灵枢·经脉》：心手少阴之脉，起于心中，出属心系，下膈，络小肠；其支者，从心系上夹咽，系目系；其直者，复从心系却上肺，下出腋下，下循臑内后廉，行太阴、心主之后，下肘内，循臂内后廉，抵掌后锐骨之端，入掌内后廉，循小指之内出其端（图1-24）。

（三）主要腧穴

1. 通里（HT 5）络穴

【定位】在前臂前区，腕掌侧远端横纹上1寸，尺侧腕屈肌腱的桡侧缘（图1-25）。

【主治】①心悸、怔忡等。②暴喑，舌强不语。③臂腕痛。

【操作】直刺0.3~0.5寸，不宜深刺，以免伤及血管与神经，留针时不可做屈腕动作；可灸；推拿多用点、按、揉法。

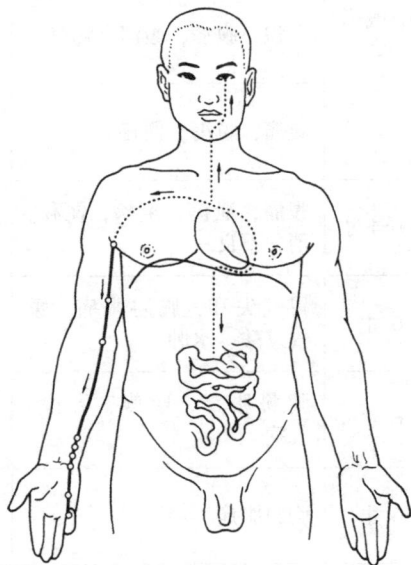

图1-24　手少阴心经经脉循行示意图

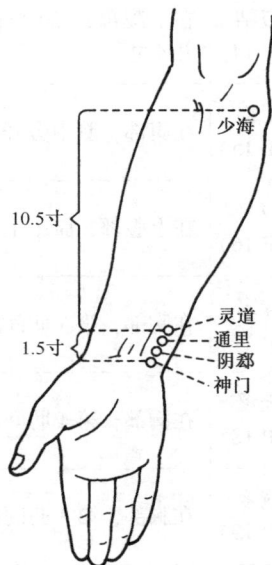

图1-25　手少阴心经腧穴

2. 神门（HT 7）输穴，原穴

【定位】在腕前区，腕掌侧远端横纹尺侧端，尺侧腕屈肌腱的桡侧缘（图1-25）。

【主治】①高血压。②心与神志病证：心悸、心烦、怔忡、痴呆、健忘、癫狂等。③胸胁痛。

【操作】直刺0.3~0.5寸；可灸；推拿多用点、按、揉法。

手少阴心经其他腧穴的定位与主治见表1-14。

表1-14　手少阴心经其他腧穴一览表

序号	穴名	定位	主治	备注
1	极泉 （HT 1）	在腋区，腋窝中央，腋动脉搏动处	心、胁肋、肩臂等疼痛，心悸胸闷，上肢肌肉痿痹，腋臭，瘰疬。上肢针刺麻醉用穴	
2	青灵 （HT 2）	在臂前区，肘横纹上3寸，肱二头肌内侧沟中	头痛，胁痛，肩臂痛，振寒	
3	少海 （HT 3）	在肘前内区，横平肘横纹，肱骨内上髁前缘	头、心、腋胁部疼痛，肘臂痛麻，手颤，瘰疬，癔症	合穴
4	灵道 （HT 4）	在前臂前区，腕掌侧远端横纹上1.5寸，尺侧腕屈肌腱的桡侧缘	心痛，暴喑，悲恐善笑，肘臂挛痛	经穴

续 表

序号	穴名	定位	主治	备注
5	阴郄 (HT 6)	在前臂前内侧，腕掌侧远端横纹上 0.5 寸，尺侧腕屈肌腱的桡侧缘	骨蒸盗汗，心痛，心悸，吐血，衄血	郄穴
6	少府 (HT 8)	在手掌，横平第 5 掌指关节近端，第 4、5 掌骨之间	痈疡，心胸病证，阴部痒痛，小指拘急	荥穴
7	少冲 (HT 9)	在手指，小指末节桡侧，指甲根角侧上方 0.1 寸	热病，癫狂，昏迷，心悸，心、胸胁痛	井穴

六、手太阳小肠经腧穴

（一）主治

本经腧穴主治头面五官病、神志病、热病及其经脉循行部位的相关病证。

（二）经脉循行

《灵枢·经脉》：小肠手太阳之脉，起于小指之端，循手外侧上腕，出踝中，直上循臂骨下廉，出肘内侧两骨之间，上循臑外后廉，出肩解，绕肩胛，交肩上，入缺盆，络心，循咽，下膈，抵胃，属小肠；其支者，从缺盆循颈上颊，至目锐眦，却入耳中；其支者，别颊上𫚖抵鼻，至目内眦，斜络于颧（图 1－26）。

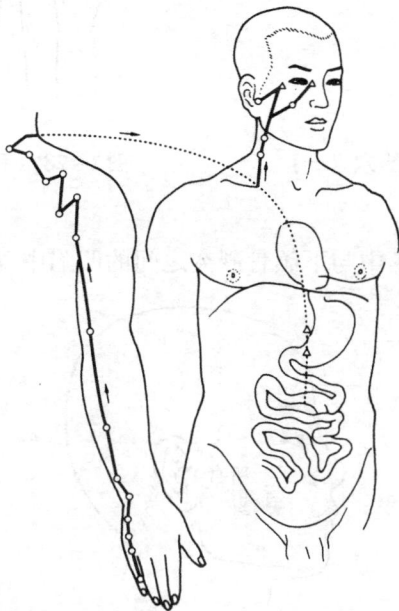

图 1－26　手太阳小肠经经脉循行示意图

（三）主要腧穴

1. 后溪（SI 3）输穴，八脉交会穴（通于督脉）

【定位】在手内侧，第 5 掌指关节尺侧近端赤白肉际凹陷中（图 1-27）。

【主治】①痛证：头项强痛、手指及肘臂挛痛、腰背痛等。②目赤，耳聋。③癫狂痫。④疟疾。

【操作】直刺 0.5～1 寸，治手指挛痛可透刺合谷穴；可灸；推拿多用点、按、揉法。

2. 天宗（SI 11）

【定位】在肩胛区，肩胛冈中点与肩胛骨下角连线上 1/3 与下 2/3 交点凹陷中（图 1-28）。

【主治】①局部病证：肩胛疼痛、肩背损伤等。②气喘。

【操作】斜刺或直刺 0.5～1 寸，遇到阻力时不可强行进针；可灸；推拿多用一指禅推法，点、按、揉法。

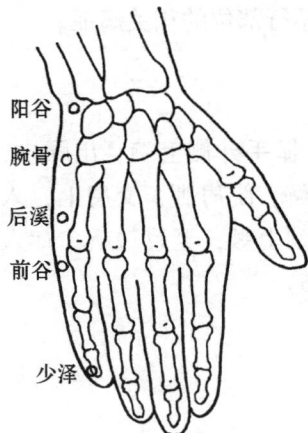

图 1-27　手太阳小肠经腧穴（一）

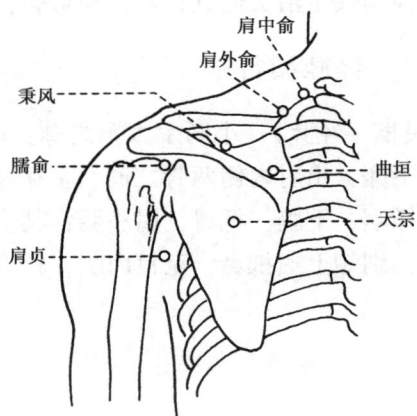

图 1-28　手太阳小肠经腧穴（二）

3. 听宫（SI 19）

【定位】在面部，耳屏正中与下颌骨髁突之间的凹陷中（图 1-29）。

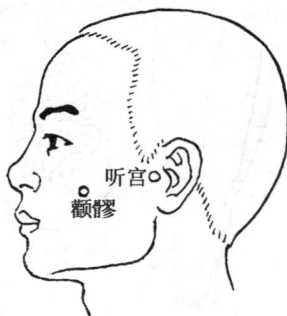

图 1-29　手太阳小肠经腧穴（三）

【主治】①耳疾：耳鸣、耳聋、聤耳等。②齿痛。

【操作】张口，直刺 1~1.5 寸，留针时保持适当的张口姿势；可灸；推拿多用点、按、揉法。

手太阳小肠经其他腧穴的定位与主治见表 1-15。

表 1-15　手太阳小肠经其他腧穴一览表

序号	穴名	定位	主治	备注
1	少泽 (SI 1)	在手指，小指末节尺侧，指甲根角侧上方 0.1 寸	头痛，目翳，耳聋，咽喉肿痛，乳疾，热病，昏迷	井穴
2	前谷 (SI 2)	在手指，第 5 掌指关节尺侧远端赤白肉际凹陷中	热病，头痛，目痛、耳鸣、咽喉肿痛等头面五官病证，乳少，乳痈	荥穴
3	腕骨 (SI 4)	在腕区，第 5 掌骨底与三角骨之间的赤白肉际凹陷中	目翳，头项强痛，指挛腕痛，黄疸，疟疾，热病	原穴
4	阳谷 (SI 5)	在腕后区，尺骨茎突与三角骨之间的凹陷中	头面五官病证，颈颔肿痛，臂腕疼痛，热病，癫狂痫	经穴
5	养老 (SI 6)	在前臂后区，腕背横纹上 1 寸，尺骨头桡侧凹陷中	目视不明，肩、背、肘臂酸胀疼痛	郄穴
6	支正 (SI 7)	在前臂后区，腕背侧远端横纹上 5 寸，尺侧腕屈肌与尺骨尺侧之间	头项强痛，肘臂挛痛，热病，癫狂，疣症	络穴
7	小海 (SI 8)	在肘后区，尺骨鹰嘴与肱骨内上髁之间凹陷中	肘臂疼痛、麻木，癫痫	合穴
8	肩贞 (SI 9)	在肩胛区，肩关节后下方，腋后纹头直上 1 寸	上肢不遂，肩臂麻痛，瘰疬	
9	臑俞 (SI 10)	在肩胛区，腋后纹头直上，肩胛冈下缘凹陷中	肩臂疼痛、抬举受限，瘰疬	
10	秉风 (SI 12)	在肩胛区，肩胛冈中点上方冈上窝中	肩胛及上肢酸麻疼痛	
11	曲垣 (SI 13)	在肩胛区，肩胛冈内侧端上缘的凹陷中	肩胛、背部疼痛	
12	肩外俞 (SI 14)	在脊柱区，第 1 胸椎棘突下，后正中线旁开 3 寸	颈、肩、背痹痛	
13	肩中俞 (SI 15)	在脊柱区，第 7 颈椎棘突下，后正中线旁开 2 寸	气喘，咳嗽，肩背疼痛	
14	天窗 (SI 16)	在颈部，横平喉结，胸锁乳突肌后缘	耳鸣、耳聋，咽喉肿痛，暴喑，颈项强痛	

续　表

序号	穴名	定位	主治	备注
15	天容 （SI 17）	在颈部，下颌角后方，胸锁乳突肌的前缘凹陷中	头痛，耳鸣、耳聋，咽喉肿痛，颈项强痛	
16	颧髎 （SI 18）	在面部，颧骨下缘，目外眦直下凹陷中	眼睑𥆧动，口㖞，齿面疼痛	

七、足太阳膀胱经腧穴

（一）主治

本经腧穴主治十二脏腑病证、头面五官病、神志病及其经脉循行部位的相关病证。

（二）经脉循行

《灵枢·经脉》：膀胱足太阳之脉，起于目内眦，上额交巅；其支者，从巅至耳上角；其直者，从巅入络脑，还出别下项，循肩髆内，夹脊抵腰中，入循膂，络肾属膀胱；其支者，从腰中下夹脊，贯臀入腘中；其支者，从髆内左右，别下贯胛，夹脊内，过髀枢，循髀外，从后廉下合腘中，以下贯踹内，出外踝之后，循京骨，至小指外侧（图1-30）。

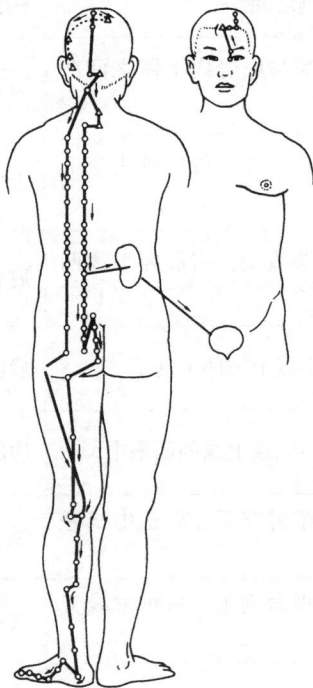

图1-30　足太阳膀胱经经脉循行示意图

（三）主要腧穴

1. 攒竹（BL 2）

【定位】在面部，眉头凹陷中，额切迹处（图1-31）。

【主治】①头痛，眉棱骨痛。②眼部病证：眼睑下垂、眼睑瞤动、目赤肿痛、视力下降、流泪等。③呃逆。

【操作】可向眉中或眼眶内缘斜刺或平刺0.3~0.5寸；禁灸。推拿多用推攒竹法，点、按、揉法。

2. 天柱（BL 10）

【定位】在颈后区，横平第2颈椎棘突上际，斜方肌外缘凹陷中（图1-32）。

【主治】①痹证：后头痛、项强、肩背腰痛等。②目痛，鼻塞。③热病。④癫狂痫。

【操作】斜刺或直刺0.5~0.8寸，禁止向内上方深刺，以免伤及延髓；可灸。推拿多用一指禅推法，点、按、揉、拿法。

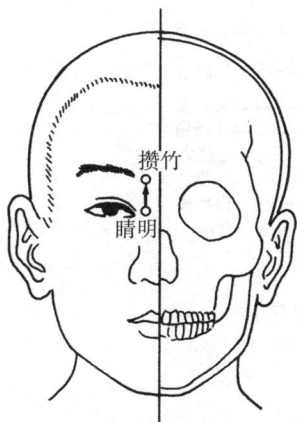

图1-31 足太阳膀胱经腧穴（一）

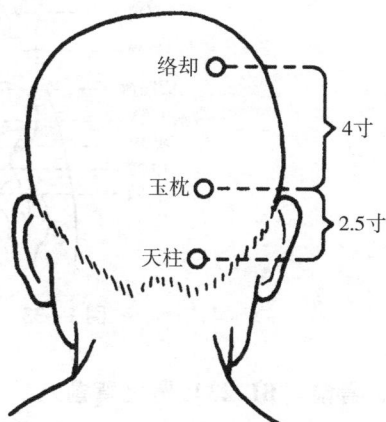

图1-32 足太阳膀胱经腧穴（二）

3. 肺俞（BL 13）肺之背俞穴

【定位】在脊柱区，第3胸椎棘突下，后正中线旁开1.5寸（图1-33）。

【主治】①肺部病证：气喘、咳嗽、咯血等。②阴虚病证：盗汗、骨蒸潮热等。③皮肤类病证：瘾疹、瘙痒等。

【操作】斜刺0.5~0.8寸，点刺放血可治热证；可灸；推拿多用一指禅推法，点、按、揉、弹拨法。

4. 膈俞（BL 17）八会穴之血会

【定位】在脊柱区，第7胸椎棘突下，后正中线旁开1.5寸（图1-33）。

【主治】①上逆病证：气喘、呃逆、呕吐等。②吐血、贫血。③皮肤类病证：瘾疹、瘙痒等。④盗汗，潮热。⑤血瘀之证。

【操作】斜刺0.5~0.8寸；可灸；推拿多用一指禅推法，点、按、揉、弹拨法。

5. 胃俞（BL 21）胃之背俞穴

【定位】在脊柱区，第 12 胸椎棘突下，后正中线旁开 1.5 寸（图 1-33）。

【主治】①胃部病证：胃痛、腹胀、呕吐、肠鸣等。②体形消瘦，多食善饥。

【操作】斜刺 0.5~0.8 寸；可灸；推拿多用一指禅推法，点、按、揉、弹拨法。

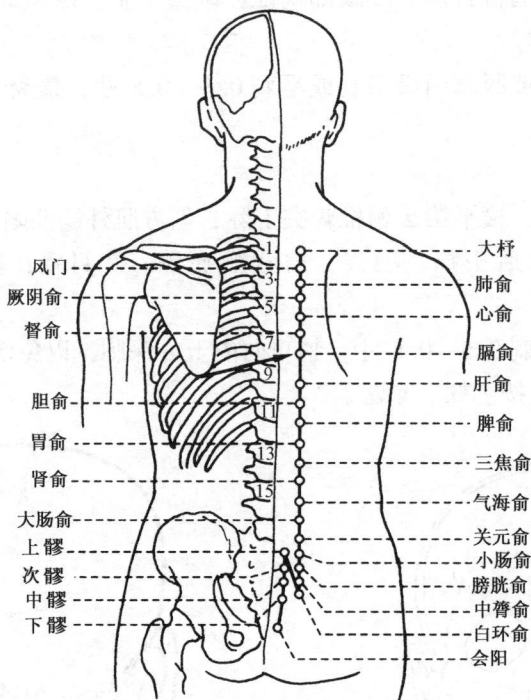

风门
厥阴俞
督俞
胆俞
胃俞
肾俞
大肠俞
上髎
次髎
中髎
下髎

大杼
肺俞
心俞
膈俞
肝俞
脾俞
三焦俞
气海俞
关元俞
小肠俞
膀胱俞
中膂俞
白环俞
会阳

图 1-33　足太阳膀胱经腧穴（三）

6. 肾俞（BL 23）肾之背俞穴

【定位】在脊柱区，第 2 腰椎棘突下，后正中线旁开 1.5 寸（图 1-33）。

【主治】①肾虚病证：头晕、耳鸣、腰部酸痛等。②生殖泌尿系病证：遗精、遗尿、早泄、阳痿、不育等。③妇科病证：月经不调、带下、不孕等。

【操作】直刺 0.5~1 寸；可灸；推拿多用一指禅推法，点、按、揉、弹拨法。

7. 大肠俞（BL 25）大肠之背俞穴

【定位】在脊柱区，第 4 腰椎棘突下，后正中线旁开 1.5 寸（图 1-33）。

【主治】①腰腿疼痛。②胃肠病证：腹胀、泄泻、便秘等。

【操作】直刺 0.8~1.2 寸；可灸；推拿多用一指禅推法，点、按、揉、弹拨法。

8. 次髎（BL 32）

【定位】在骶区，正对第 2 骶后孔中（图 1-33）。

【主治】①妇科病证：痛经、带下、月经不调等。②小便不利。③遗精。④疝气。⑤腰骶疼痛，下肢肌肉痿痹。

【操作】直刺 1~1.5 寸；可灸；推拿多用点、按、揉、弹拨法。

9. 委中（BL 40）合穴，膀胱之下合穴

【定位】在膝后区，腘横纹中点（图1-34）。

【主治】①腰及下肢病证：腰背疼痛、下肢痿痹等。②急证：腹痛、急性吐泻等。③小便不利，遗尿。④丹毒，瘾疹。

【操作】直刺1~1.5寸，亦可用三棱针点刺腘静脉放血，针刺不宜过快、过强、过深，以免损伤血管与神经；可灸；推拿多用一指禅推法，点、按、揉、拿法。

10. 秩边（BL 54）

【定位】在骶区，横平第4骶后孔，骶正中嵴旁开3寸（图1-35）。

【主治】①腰及下肢病证：腰骶疼痛、下肢痿痹等。②便秘，痔疾。③小便不利。④阴痛。

【操作】直刺1.5~2寸；可灸；推拿多用点、按、揉、拿、弹拨法。

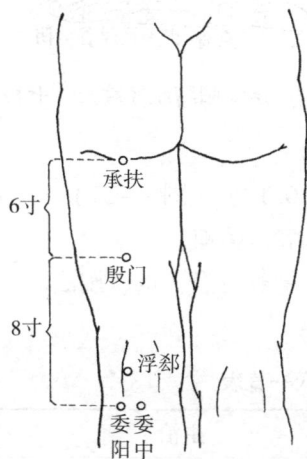

图1-34 足太阳膀胱经腧穴（四）

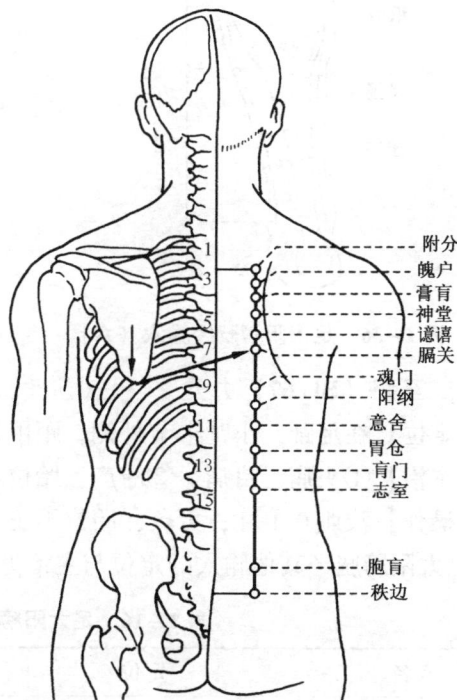

图1-35 足太阳膀胱经腧穴（五）

11. 承山（BL 57）

【定位】在小腿后区，腓肠肌两肌腹与肌腱交角处（图1-36）。

【主治】①腰腿拘急、疼痛。②疝气，腹痛。③便秘，痔疾。

【操作】直刺1~2寸，不可做过强的穴位刺激，以免引起腓肠肌痉挛；可灸；推拿多用点、按、揉、拿法。

12. 昆仑（BL 60）经穴

【定位】在踝区，跟腱与外踝尖之间的凹陷中（图1-37）。

【主治】①痛证：后头痛、项强、腰骶疼痛、足踝肿痛等。②滞产。③癫痫。

【操作】直刺 0.5~0.8 寸，经期慎用，孕妇禁用；可灸；推拿多用一指禅推法，点、按、揉法。

13. 申脉（BL 62）八脉交会穴（通于阳跷脉）

【定位】在踝区，外踝尖直下，外踝下缘与跟骨之间凹陷中（图1-37）。

【主治】①眩晕、头痛。②神志病证：失眠、癫狂痫等。③腰腿酸痛。

【操作】直刺 0.3~0.5 寸；可灸；推拿多用一指禅推法，点、按、揉法。

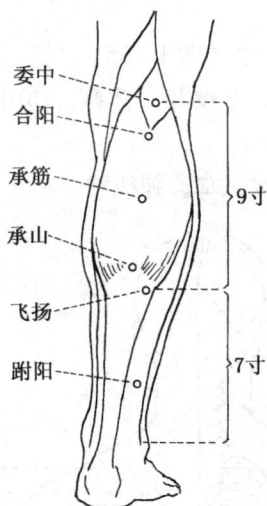

图 1-36　足太阳膀胱经腧穴（六）

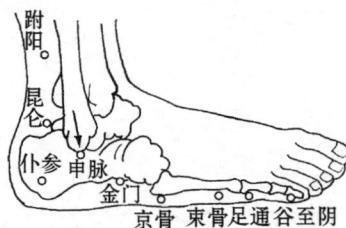

图 1-37　足太阳膀胱经腧穴（七）

14. 至阴（BL 67）井穴

【定位】在足趾，小趾末节外侧，距甲根角侧后方 0.1 寸（图1-37）。

【主治】①头痛，目痛。②滞产，胎位不正。③鼻塞，鼻衄。

【操作】浅刺 0.1 寸；可灸，胎位不正用灸法；推拿多用掐、点、按法。

足太阳膀胱经其他腧穴的定位与主治见表1-16。

表 1-16　足太阳膀胱经其他腧穴一览表

序号	穴名	定位	主治	备注
1	睛明（BL 1）	在面部，目内眦内上方眶内侧壁凹陷中	视物不清、目赤肿痛、夜盲、色盲等眼部病证，心悸，急性腰痛	
2	眉冲（BL 3）	在头部，额切迹直上入发际 0.5 寸	眩晕，头痛，鼻衄，鼻塞	
3	曲差（BL 4）	在头部，前发际正中直上 0.5 寸，旁开 1.5 寸	眩晕，头痛，鼻衄，鼻塞	
4	五处（BL 5）	在头部，前发际正中直上 1 寸，旁开 1.5 寸	癫痫，眩晕，头痛	

续　表

序号	穴名	定位	主治	备注
5	承光 (BL 6)	在头部，前发际正中直上 2.5 寸，旁开 1.5 寸	眩晕，头痛，鼻塞	
6	通天 (BL 7)	在头部，前发际正中直上 4 寸，旁开 1.5 寸	眩晕，头痛，鼻渊，鼻衄，鼻塞	
7	络却 (BL 8)	在头部，前发际正中直上 5.5 寸，旁开 1.5 寸	眩晕，耳鸣，视物不清，癫痫	
8	玉枕 (BL 9)	在头部，横平枕外隆凸上缘，后发际正中旁开 1.3 寸	头项痛，目痛，鼻塞	
9	大杼 (BL 11)	在脊柱区，第 1 胸椎棘突下，后正中线旁开 1.5 寸	项强背痛，发热，咳嗽	八会穴之骨会
10	风门 (BL 12)	在脊柱区，第 2 胸椎棘突下，后正中线旁开 1.5 寸	外感病证，项强，胸背疼痛	
11	厥阴俞 (BL 14)	在脊柱区，第 4 胸椎棘突下，后正中线旁开 1.5 寸	心悸，心痛，胸闷，咳嗽，呕吐	心包之背俞穴
12	心俞 (BL 15)	在脊柱区，第 5 胸椎棘突下，后正中线旁开 1.5 寸	心与神志病证，咳嗽，吐血，遗精，盗汗	心之背俞穴
13	督俞 (BL 16)	在脊柱区，第 6 胸椎棘突下，后正中线旁开 1.5 寸	胸闷，心痛，气喘，腹痛，腹胀，肠鸣，呃逆，寒热	
14	肝俞 (BL 18)	在脊柱区，第 9 胸椎棘突下，后正中线旁开 1.5 寸	黄疸，胁痛，脊背疼痛，眼部病证，癫狂痫	肝之背俞穴
15	胆俞 (BL 19)	在脊柱区，第 10 胸椎棘突下，后正中线旁开 1.5 寸	黄疸，胁痛，口苦，潮热，肺痨	胆之背俞穴
16	脾俞 (BL 20)	在脊柱区，第 11 胸椎棘突下，后正中线旁开 1.5 寸	纳呆，水肿，腹胀，泄泻，便血，痢疾，背痛，身形消瘦，多食善饥	脾之背俞穴
17	三焦俞 (BL 22)	在脊柱区，第 1 腰椎棘突下，后正中线旁开 1.5 寸	背腰疼痛，腹胀，泄泻，肠鸣，呕吐，痢疾，水肿，小便不利	三焦之背俞穴
18	气海俞 (BL 24)	在脊柱区，第 3 腰椎棘突下，后正中线旁开 1.5 寸	腰痛，腹胀，肠鸣，痛经	
19	关元俞 (BL 26)	在脊柱区，第 5 腰椎棘突下，后正中线旁开 1.5 寸	腹胀，腹泻，腰骶疼痛，小便不利，遗尿	

序号	穴名	定位	主治	备注
20	小肠俞（BL 27）	在骶区，横平第1骶后孔，骶正中嵴旁开1.5寸	泄泻，痢疾，遗精，遗尿，尿痛，尿血，疝气，腰骶疼痛	小肠之背俞穴
21	膀胱俞（BL 28）	在骶区，横平第2骶后孔，骶正中嵴旁开1.5寸	腰脊强痛，尿频，遗尿，小便不利，泄泻，便秘	膀胱之背俞穴
22	中膂俞（BL 29）	在骶区，横平第3骶后孔，骶正中嵴旁开1.5寸	腰骶疼痛，泄泻，疝气	
23	白环俞（BL 30）	在骶区，横平第4骶后孔，骶正中嵴旁开1.5寸	腰骶疼痛，遗精，遗尿，带下，月经不调，疝气	
24	上髎（BL 31）	在骶区，正对第1骶后孔中	腰骶疼痛，阳痿，遗精，带下，月经不调，大、小便不利	
25	中髎（BL 33）	在骶区，正对第3骶后孔中	腰骶疼痛，泄泻，便秘，小便不利，带下，月经不调	
26	下髎（BL 34）	在骶区，正对第4骶后孔中	腰骶疼痛，腹痛，小便不利，便秘，带下	
27	会阳（BL 35）	在骶区，尾骨端旁开0.5寸	泄泻，痔疾，便血，带下，阳痿	
28	承扶（BL 36）	在股后区，臀沟的中点	腰、骶、臀、下肢疼痛，痔疾	
29	殷门（BL 37）	在股后区，臀沟下6寸，股二头肌与半腱肌之间	腰部疼痛，下肢肌肉痿痹	
30	浮郄（BL 38）	在膝后区，腘横纹上1寸，股二头肌腱的内侧缘	便秘，股腘部麻木疼痛	
31	委阳（BL 39）	在膝部，腘横纹上，股二头肌腱的内侧缘	腰脊强痛，腹满，小便不利，下肢挛急疼痛	三焦之下合穴
32	附分（BL 41）	在脊柱区，第2胸椎棘突下，后正中线旁开3寸	颈项强痛，肩背拘急，上肢麻木	
33	魄户（BL 42）	在脊柱区，第3胸椎棘突下，后正中线旁开3寸	气喘，咳嗽，肺痨，颈项强痛，肩背疼痛	
34	膏肓（BL 43）	在脊柱区，第4胸椎棘突下，后正中线旁开3寸	虚劳诸症，气喘，咳嗽，肺痨，肩胛疼痛	

续 表

序号	穴名	定位	主治	备注
35	神堂 （BL 44）	在脊柱区，第5胸椎棘突下，后正中线旁开3寸	气喘，咳嗽，胸闷，脊背强痛	
36	谚语 （BL 45）	在脊柱区，第6胸椎棘突下，后正中线旁开3寸	肩背疼痛，气喘，咳嗽，热病，疟疾	
37	膈关 （BL 46）	在脊柱区，第7胸椎棘突下，后正中线旁开3寸	嗳气，胸闷，呕吐，背痛	
38	魂门 （BL 47）	在脊柱区，第9胸椎棘突下，后正中线旁开3寸	背、胸胁疼痛，呕吐，泄泻	
39	阳纲 （BL 48）	在脊柱区，第10胸椎棘突下，后正中线旁开3寸	腹痛，肠鸣，泄泻，消渴，黄疸	
40	意舍 （BL 49）	在脊柱区，第11胸椎棘突下，后正中线旁开3寸	肠鸣，腹胀，呕吐，泄泻	
41	胃仓 （BL 50）	在脊柱区，第12胸椎棘突下，后正中线旁开3寸	背、胃脘疼痛，积食，腹胀，水肿	
42	肓门 （BL 51）	在腰区，第1腰椎棘突下，后正中线旁开3寸	腹痛，痞块，便秘，乳疾	
43	志室 （BL 52）	在腰区，第2腰椎棘突下，后正中线旁开3寸	肾虚病证，水肿，小便不利，腰脊强痛	
44	胞肓 （BL 53）	在骶区，横平第2骶后孔，骶正中嵴旁开3寸	腰痛，腹胀，肠鸣，便秘，癃闭	
45	合阳 （BL 55）	在小腿后区，腘横纹下2寸，腓肠肌内、外侧头之间	腰脊强痛，下肢肌肉痿痹，崩漏，疝气	
46	承筋 （BL 56）	在小腿后区，腘横纹下5寸，腓肠肌两肌腹之间	腰腿部拘急、疼痛，痔疾	
47	飞扬 （BL 58）	在小腿后区，昆仑直上7寸，腓肠肌外下缘与跟腱移行处	眩晕，头痛，鼻衄，鼻塞，腰腿疼痛，痔疾	络穴
48	跗阳 （BL 59）	在小腿后区，昆仑直上3寸，腓骨与跟腱之间	头痛，腰腿疼痛痿痹，外踝肿胀疼痛	阳跷脉之郄穴
49	仆参 （BL 61）	在跟区，昆仑直下，跟骨外侧，赤白肉际处	下肢痿痹，跟痛，癫痫	
50	金门 （BL 63）	在足背，外踝前缘直下，第5跖骨粗隆后方，骰骨下缘凹陷中	痹证，痛证，癫痫，小儿惊风	郄穴
51	京骨 （BL 64）	在跖区，第5跖骨粗隆前下方，赤白肉际处	头项强痛，目翳，腰腿疼痛，癫痫	原穴

序号	穴名	定位	主治	备注
52	束骨 （BL 65）	在跖区，第5跖趾关节的近端，赤白 肉际处	头项强痛，眩晕，腰腿疼痛， 癫狂	输穴
53	足通谷 （BL 66）	在足趾，第5跖趾关节的远端，赤白 肉际处	头项痛，眩晕，鼻衄，癫狂	荥穴

八、足少阴肾经腧穴

（一）主治

本经腧穴主治肺、肾、咽喉、妇科、前阴病及经脉循行部位的相关病证。

（二）经脉循行

《灵枢·经脉》：肾足少阴之脉，起于小指之下，邪走足心，出于然骨之下，循内踝之后，别入跟中，以上踹内，出腘内廉，上股内后廉，贯脊，属肾络膀胱；其直者，从肾上贯肝膈，入肺中，循喉咙，夹舌本；其支者，从肺出络心，注胸中（图1-38）。

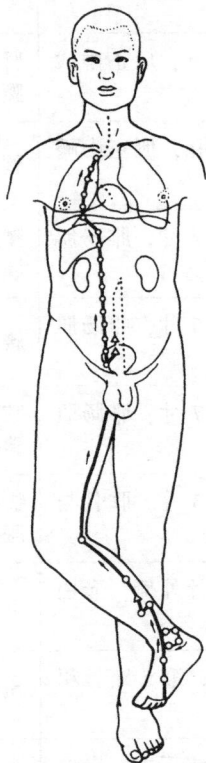

图1-38　足少阳肾经经脉循行示意图

（三）主要腧穴

1. 涌泉（KI 1）井穴

【定位】在足底，屈足卷趾时足心最凹陷中（图1-39）。

【主治】①昏厥、中暑、小儿惊风等急证。②癫狂痫、失眠等神志病证。③头痛，头晕，目眩。④咯血、咽喉肿痛、喉痹等肺系病证。⑤大便难，小便不利。⑥奔豚气。⑦肾虚所致足心热。

【操作】直刺0.5~0.8寸；可灸；推拿多用一指禅推法，按、揉法；临床常用灸法或药物贴敷。

2. 太溪（KI 3）输穴，原穴

【定位】在足踝区，内踝尖与跟腱之间凹陷中（图1-40）。

【主治】①头痛，目眩，失眠，健忘。②五官病证：咽喉肿痛、齿痛、耳鸣、耳聋等。③肺部病证：咳嗽、气喘、咯血、胸痛等。④消渴，小便频数，便秘。⑤月经不调。⑥肾阳虚腰脊痛、下肢厥冷、遗精、阳痿。

【操作】直刺0.5~0.8寸；可灸；推拿多用一指禅推法，点、按、揉法。

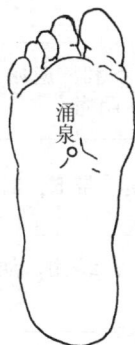

图1-39 足少阴肾经腧穴（一）　　　图1-40 足少阴肾经腧穴（二）

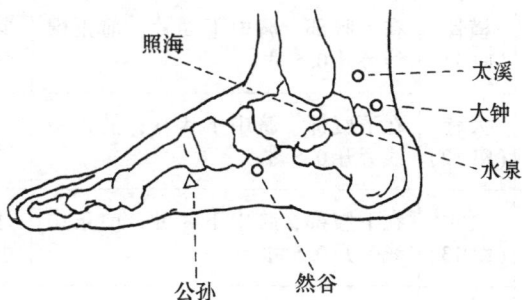

3. 照海（KI 6）八脉交会穴（通于阴跷脉）

【定位】在踝区，内踝尖下1寸，内踝下缘边际凹陷中（图1-40）。

【主治】①失眠、癫痫等精神神志病证。②咽干咽痛、目赤肿痛等五官热性病证。③月经不调、白带异常、阴挺等妇科病证。④小便频数，癃闭。

【操作】直刺0.5~0.8寸；可灸；推拿多用点、按、揉法。

足少阴肾经其他腧穴的定位与主治见表1-17。

表1-17 足少阴肾经其他腧穴一览表

序号	穴名	定位	主治	备注
1	然谷（KI 2）	在足内侧，足舟骨粗隆下方，赤白肉际处	月经病，带下病，遗精，阳痿，小便不利，泄泻，咳血，口干咽痛，口噤，下肢痿痹	荥穴

序号	穴名	定位	主治	备注
2	大钟 （KI 4）	在跟区，内踝后下方，跟骨上缘，跟腱附着部前缘凹陷中	癃闭，遗尿，便秘，咳血，气喘，痴呆，月经病，足跟痛	络穴
3	水泉 （KI 5）	在跟区，太溪直下 1 寸，跟骨结节内侧凹陷中	月经不调、痛经等月经病，阴挺，淋证、血尿、小便不利等泌尿系病证	郄穴
4	复溜 （KI 7）	在小腿内侧，内踝尖上 2 寸，跟腱的前缘	水肿，腹胀，腹痛，腹泻，盗汗、无汗或多汗证，腰痛，下肢痿痹	经穴
5	交信 （KI 8）	在小腿内侧，内踝尖上 2 寸，胫骨内侧缘后际凹陷中	月经不调、崩漏、阴痒等妇科病，阴挺，泄泻，便秘，淋证	阴跷脉之郄穴
6	筑宾 （KI 9）	在小腿内侧，太溪直上 5 寸，比目鱼肌与跟腱之间	癫狂，呕吐，疝气，小腿疼痛	阴维脉之郄穴
7	阴谷 （KI 10）	在膝后区，腘横纹上，半腱肌肌腱外侧缘	阳痿，疝气，崩漏，癫狂，膝股痛	合穴
8	横骨 （KI 11）	在下腹部，脐中下 5 寸，前正中线旁开 0.5 寸	少腹胀痛，小便不利，遗尿，遗精，阳痿，疝气，阴痛	足少阴经、冲脉交会穴
9	大赫 （KI 12）	在下腹部，脐中下 4 寸，前正中线旁开 0.5 寸	遗精，阳痿，阴挺，带下，痢疾	足少阴经、冲脉交会穴
10	气穴 （KI 13）	在下腹部，脐中下 3 寸，前正中线旁开 0.5 寸	月经不调，带下，经闭，崩漏，小便不利，泄泻	足少阴经、冲脉交会穴
11	四满 （KI 14）	在下腹部，脐中下 2 寸，前正中线旁开 0.5 寸	月经病，带下病，产后恶露不尽，遗精，遗尿，疝气，便秘，腹痛，水肿	足少阴经、冲脉交会穴
12	中注 （KI 15）	在下腹部，脐中下 1 寸，前正中线旁开 0.5 寸	腹痛，便秘，泄泻，月经不调，痛经	足少阴经、冲脉交会穴
13	肓俞 （KI 16）	在腹部，脐中旁开 0.5 寸	腹痛，腹胀，呕吐，泄泻，便秘，月经不调，疝气，腰脊痛	足少阴经、冲脉交会穴
14	商曲 （KI 17）	在上腹部，脐中上 2 寸，前正中线旁开 0.5 寸	胃痛，腹痛，泄泻，便秘	足少阴经、冲脉交会穴
15	石关 （KI 18）	在上腹部，脐中上 3 寸，前正中线旁开 0.5 寸	胃痛，呕吐，泄泻，便秘，不孕	足少阴经、冲脉交会穴
16	阴都 （KI 19）	在上腹部，脐中上 4 寸，前正中线旁开 0.5 寸	胃痛，腹痛，腹胀，便秘，不孕	足少阴经、冲脉交会穴

续　表

序号	穴名	定位	主治	备注
17	腹通谷 （KI 20）	在上腹部，脐中上5寸，前正中线旁开0.5寸	腹痛，腹胀，呕吐，心痛，心悸，心慌	足少阴经、冲脉交会穴
18	幽门 （KI 21）	在上腹部，脐中上6寸，前正中线旁开0.5寸	腹痛，泄泻，腹胀，呕吐	足少阴经、冲脉交会穴
19	步廊 （KI 22）	在胸部，第5肋间隙，前正中线旁开2寸	咳嗽，气喘，胸胁胀满，呕吐，乳痈	
20	神封 （KI 23）	在胸部，第4肋间隙，前正中线旁开2寸	咳嗽，气喘，胸胁胀满，呕吐，乳痈	
21	灵墟 （KI 24）	在胸部，第3肋间隙，前正中线旁开2寸	咳嗽，气喘，胸胁胀满，呕吐，乳痈	
22	神藏 （KI 25）	在胸部，第2肋间隙，前正中线旁开2寸	咳嗽，气喘，胸胁胀满，胸痛，呕吐	
23	彧中 （KI 26）	在胸部，第1肋间隙，前正中线旁开2寸	咳嗽，气喘，胸胁胀满，痰涎上泛	
24	俞府 （KI 27）	在胸部，锁骨下缘，前正中线旁开2寸	咳嗽，气喘，胸痛，胸闷，呕吐	

九、手厥阴心包经腧穴

（一）主治

本经腧穴主治心、心包、胸、胃、神志病及经脉循行部位的相关病证。

（二）经脉循行

《灵枢·经脉》：心主手厥阴心包络之脉，起于胸中，出属心包络，下膈，历络三焦；其支者，循胸出胁，下腋三寸，上抵腋下，下循臑内，行太阴少阴之间，入肘中，下臂，行两筋之间，入掌中，循中指出其端；其支者，别掌中，循小指次指出其端（图1-41）。

（三）主要腧穴

1. 内关（PC 6）络穴，八脉交会穴（通于阴维脉）

【定位】在前臂前区，腕掌侧远端横纹上2寸，掌长肌腱与桡侧腕屈肌腱之间（图1-42）。

【**主治**】①心痛、心慌、胸闷、心动过速或过缓等心系病证。②胃痛、呕吐、呃逆等胃腑病证。③中风。④失眠、郁证、癫狂痫等神志病证。⑤眩晕症，如晕车、晕船、耳源性眩晕。⑥肘、臂、腕部挛痛。

【**操作**】直刺0.5~1寸；可灸；推拿多用一指禅推法，点、按、揉法。

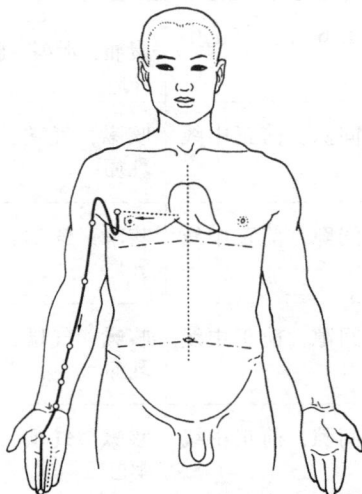

图1-41　手厥阴心包经经脉循行示意图

2. 大陵（PC 7）输穴，原穴

【**定位**】在腕前区，腕掌侧远端横纹中，掌长肌腱与桡侧腕屈肌腱之间（图1-42）。

【**主治**】①心痛、心悸、胸胁满痛等心胸病证。②胃痛、呕吐、口臭等胃腑病证。③喜笑悲恐、癫狂痫等神志病证。④臂、手挛痛。

【**操作**】直刺0.3~0.5寸；可灸；推拿多用一指禅推法，点、按、揉法。

3. 中冲（PC 9）井穴

【**定位**】在手指，中指末端最高点（图1-43）。

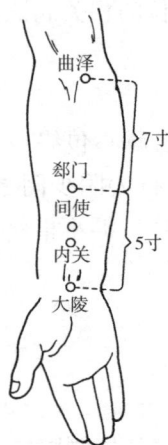

图1-42　手厥阴心包经腧穴（一）

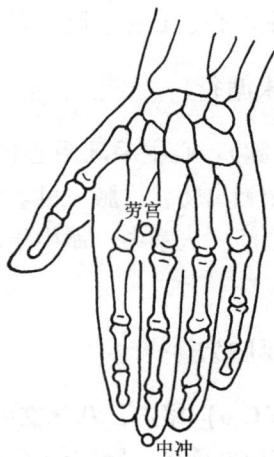

图1-43　手厥阴心包经腧穴（二）

【主治】①中风昏迷、舌强不语、中暑、昏厥、小儿惊风等急性病证。②舌下肿痛等热病。③小儿夜啼。

【操作】浅刺 0.1 寸，或点刺出血；推拿多用掐、点、按、揉法。

手厥阴心包经其他腧穴的定位与主治见表 1-18。

表 1-18 手厥阴心包经其他腧穴一览表

序号	穴名	定位	主治	备注
1	天池（PC 1）	在胸部，第 4 肋间隙，前正中线旁开 5 寸	咳嗽，气喘，乳痈，乳汁少，胸闷，胁肋胀痛，瘰疬	
2	天泉（PC 2）	在臂前区，腋前纹头下 2 寸，肱二头肌的长、短头之间	心痛，咳嗽，胸胁胀痛，臂痛	
3	曲泽（PC 3）	在肘前区，肘横纹上，肱二头肌腱的尺侧缘凹陷中	心痛，心悸，热病，中暑，胃痛，呕吐，泄泻，肘臂疼痛	合穴
4	郄门（PC 4）	在前臂前区，腕掌侧远端横纹上 5 寸，掌长肌腱与桡侧腕屈肌腱之间	心痛，心悸，心慌，胸痛，呕血，咳血，癫痫，热疮	郄穴
5	间使（PC 5）	在前臂前区，腕掌侧远端横纹上 3 寸，掌长肌腱与桡侧腕屈肌腱之间	心痛，心悸，癫狂痫，热病，疟疾，胃痛，呕吐，肘臂痛	经穴
6	劳宫（PC 8）	在掌区，横平第 3 掌指关节近端，第 2、3 掌骨之间偏于第 3 掌骨	心痛，呕吐，癫狂痫，口疮，口臭	荥穴

十、手少阳三焦经腧穴

（一）主治

本经腧穴主治侧头、耳、目、咽喉、胸胁、热病及经脉循行部位的相关病证。

（二）经脉循行

《灵枢·经脉》：三焦手少阳之脉，起于小指次指之端，上出两指之间，循手表腕，出臂外两骨之间，上贯肘，循臑外上肩，而交出足少阳之后，入缺盆，布膻中，散络心包，下膈，循属三焦，其支者，从膻中上出缺盆，上项，系耳后，直上出耳上角，以屈下颊至䪼；其支者，从耳后入耳中，出走耳前，过客主人前，交颊，至目锐眦（图 1-44）。

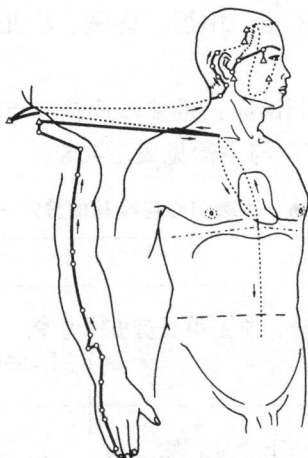

图 1-44　手少阳三焦经经脉循行示意图

（三）主要腧穴

1. 外关（TE 5）络穴，八脉交会穴（通于阳维脉）

【定位】在前臂后区，腕背侧远端横纹上 2 寸，尺骨与桡骨间隙中点（图 1-45）。

【主治】①中暑等热病。②头痛、目赤肿痛、耳鸣、耳聋等头面五官病证。③瘰疬。④胁肋疼痛。⑤上肢痿痹不遂。⑥便秘。

【操作】直刺 0.5~1 寸；可灸；推拿多用一指禅推法，点、按、揉法。

2. 支沟（TE 6）经穴

【定位】在前臂后区，腕背侧远端横纹上 3 寸，尺骨与桡骨间隙中点（图 1-45）。

【主治】①便秘。②耳鸣，耳聋。③暴喑。④瘰疬。⑤胁肋疼痛。⑥热病。

【操作】直刺 0.5~1 寸；可灸；推拿多用一指禅推法，点、按、揉法。

3. 翳风（TE 17）

【定位】在颈部，耳垂后方，乳突下端前方凹陷中（图 1-46）。

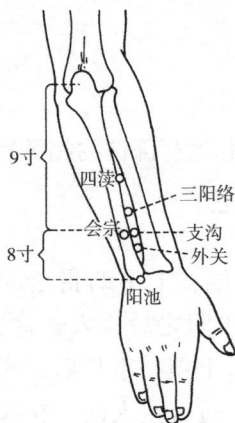

图 1-45　手少阳三焦经腧穴（一）

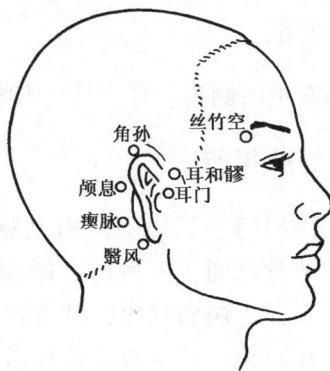

图 1-46　手少阳三焦经腧穴（二）

【主治】①耳鸣、耳聋、耳痛等耳疾。②口眼㖞斜、面风、牙关紧闭、颊肿。③瘰疬。

【操作】直刺0.5~1寸；可灸；推拿多用一指禅推法，点、按、揉法。

手少阳三焦经其他腧穴的定位与主治见表1-19。

表1-19　手少阳三焦经其他腧穴一览表

序号	穴名	定位	主治	备注
1	关冲 （TE 1）	在手指，第4指末节尺侧，指甲根角侧上方0.1寸	热病，昏厥，中暑，头痛，目赤，耳聋，咽喉肿痛	井穴
2	液门 （TE 2）	在手背部，当第4、5指间，指蹼缘上方赤白肉际凹陷中	头痛，目赤，耳聋，耳鸣，耳痛，喉痹，疟疾，手臂痛	荥穴
3	中渚 （TE 3）	在手背，第4、5掌骨间，第4掌指关节近端凹陷中	头痛，耳鸣，耳聋，目赤，咽喉肿痛，热病，消渴，疟疾，手指屈伸不利，肘臂、肩背疼痛	输穴
4	阳池 （TE 4）	在腕后区，腕背侧远端横纹上，指伸肌腱的尺侧缘凹陷中	目赤肿痛，耳聋，喉痹，疟疾，消渴，腕痛	原穴
5	会宗 （TE 7）	在前臂后区，腕背侧远端横纹上3寸，尺骨的桡侧缘	耳聋，耳鸣，癫痫，上肢痹痛	郄穴
6	三阳络 （TE 8）	在前臂后区，腕背侧远端横纹上4寸，尺骨与桡骨间隙中点	耳聋，暴喑，齿痛，上肢痹痛	
7	四渎 （TE 9）	在前臂后区，肘尖下5寸，尺骨与桡骨间隙中点	耳聋，暴喑，齿痛，喉痹，手臂痛	
8	天井 （TE 10）	在肘后区，肘尖上1寸凹陷中	耳聋，偏头痛，癫痫，瘰疬，肘臂痛	合穴
9	清冷渊 （TE 11）	在臂后区，肘尖与肩峰角连线上，肘尖上2寸	头痛，目痛，胁肋胀痛，上肢痹痛	
10	消泺 （TE 12）	在臂后区，肘尖与肩峰角连线上，肘尖上5寸	头痛，齿痛，项强，肩背痛	
11	臑会 （TE 13）	在臂后区，肩峰角下3寸，三角肌的后下缘	瘿气，瘰疬，上肢痿痹	
12	肩髎 （TE 14）	在三角肌区，肩峰角与肱骨大结节两骨间凹陷中	肩臂挛痛不遂	

续　表

序号	穴名	定位	主治	备注
13	天髎 (TE 15)	在肩胛区，肩胛骨上角骨际凹陷中	肩臂痛，颈项强急	
14	天牖 (TE 16)	在颈部，横平下颌角，胸锁乳突肌的后缘凹陷中	头痛，头晕，目痛，耳聋，鼻衄，咽痛，瘰疬，项强	
15	瘈脉 (TE 18)	在头部，乳突中央，角孙与翳风沿耳轮弧形连线的上 2/3 与下 1/3 的交点处	头痛，耳鸣，耳聋，小儿惊风	
16	颅息 (TE 19)	在头部，角孙与翳风沿耳轮弧形连线的上 1/3 与下 2/3 的交点处	头痛，耳鸣，耳聋，小儿惊风	
17	角孙 (TE 20)	在头部，耳尖正对发际处	颊肿，目翳，齿痛，项强	
18	耳门 (TE 21)	在耳区，耳屏上切迹与下颌骨髁之间的凹陷中	耳鸣，耳聋，聤耳，齿痛，颈项痛	
19	耳和髎 (TE 22)	在头部，鬓发后缘，耳郭根的前方，颞浅动脉的后缘	头痛，耳鸣，牙关紧闭，口㖞	
20	丝竹空 (TE 23)	在面部，眉梢凹陷中	目赤肿痛，眼睑瞤动，目眩，头痛，齿痛，癫狂痫	

十一、足少阳胆经腧穴

（一）主治

本经腧穴主治侧头、目、耳、咽喉、肝胆、神志、热病及经脉循行部位的相关病证。

（二）经脉循行

《灵枢·经脉》：胆足少阳之脉，起于目锐眦，上抵头角，下耳后，循颈，行手少阳之前，至肩上，却交出手少阳之后，入缺盆；其支者，从耳后入耳中，出走耳前，至目锐眦后；其支者，别锐眦，下大迎，合于手少阳，抵于䪼，下加颊车，下颈，合缺盆，以下胸中，贯膈，络肝属胆，循胁里，出气街，绕毛际，横入髀厌中；其直者，从缺盆下腋，循胸过季胁，下合髀厌中，以下循髀阳，出膝外廉，下外辅骨之前，直下抵绝骨之端，下出外踝之前，循足跗上，入小指次指之间；其支者，别跗上，入大指之间，循大指歧骨内出其端，还贯爪甲，出三毛（图 1-47）。

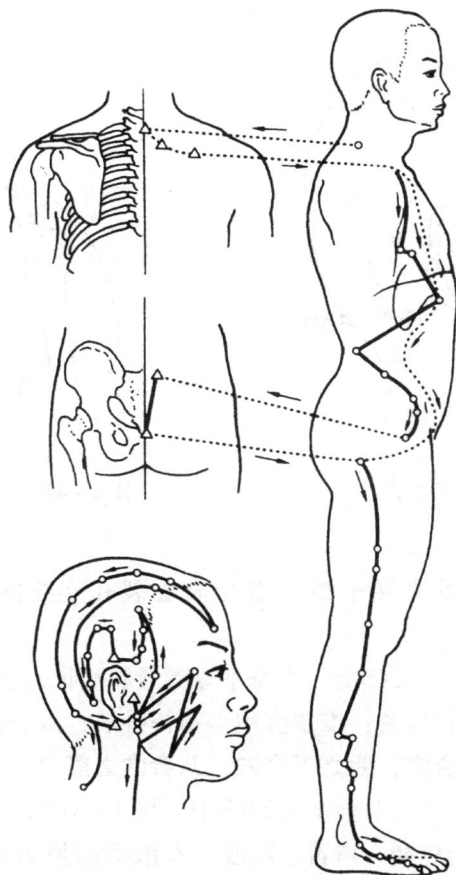

图 1-47 足少阳胆经经脉循行示意图

（三）主要腧穴

1. 风池（GB 20）

【定位】在颈后区，枕骨之下，胸锁乳突肌上端与斜方肌上端之间的凹陷中（图 1-48）。

【主治】①头痛、眩晕、耳鸣、耳聋、中风、癫痫等由内风所致病证。②感冒、鼻塞、衄血、目赤肿痛、口眼㖞斜等由外风所致病证。③颈项强痛。

【操作】针尖微下，向鼻尖斜刺 0.8~1.2 寸，或平刺透风府穴，深部中间为延髓，操作时必须严格掌握针刺的角度与深度；可灸；推拿多用一指禅推法，点、按、揉法。

2. 肩井（GB 21）

【定位】在肩胛区，第 7 颈椎棘突与肩峰最外侧点连线的中点（图 1-49）。

【主治】①颈项强痛，肩背疼痛，上肢不遂。②难产、乳痈、乳汁不下、乳癖等妇产科及乳房疾病。③瘰疬。

【操作】直刺 0.5~0.8 寸，内有肺尖，不可深刺，孕妇禁针；可灸；推拿多用一指禅推法，点、按、揉法。

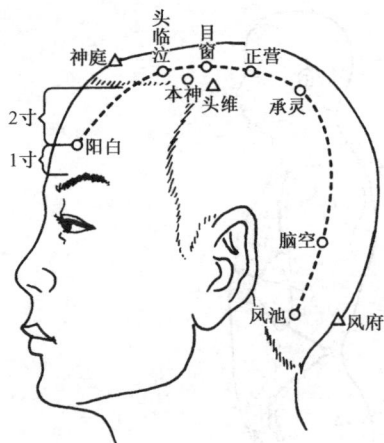

图 1-48　足少阳胆经腧穴（一）

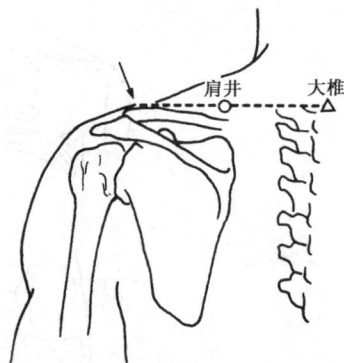

图 1-49　足少阳胆经腧穴（二）

3. 环跳（GB 30）

【定位】在臀区，股骨大转子最凸点与骶管裂孔连线的外 1/3 与内 2/3 交点处（图 1-50）。

【主治】①腰胯疼痛、下肢痿痹、半身不遂等腰腿病证。②风疹。

【操作】直刺 2~3 寸；可灸；推拿多用一指禅推法，点、按、揉法。

4. 阳陵泉（GB 34）合穴，胆之下合穴，八会穴之筋会

【定位】在小腿外侧，腓骨头前下方凹陷中（图 1-51）。

【主治】①黄疸、胁肋疼痛、口苦、呕吐、吞酸等胆腑病证及肝胆犯胃病证。②膝痛，下肢麻木、痹痛等膝关节及下肢病证。③小儿惊风。

【操作】直刺 1~1.5 寸；可灸；推拿多用一指禅推法，点、按、揉法。

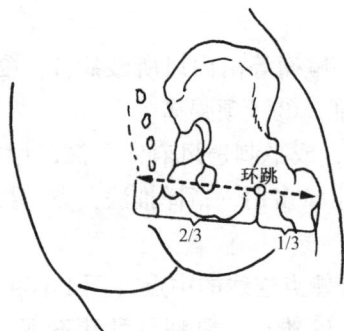

图 1-50　足少阳胆经腧穴（三）

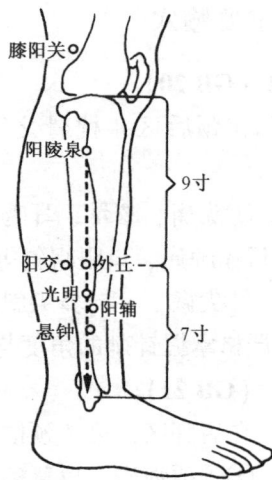

图 1-51　足少阳胆经腧穴（四）

5. 悬钟（GB 39）八会穴之髓会

【定位】在小腿外侧，外踝尖上 3 寸，腓骨前缘（图 1-51）。

【主治】①痴呆、中风等髓海不足所致的病证。②颈项强痛、胸胁满痛、下肢痿痹。

【操作】直刺0.5~0.8寸；可灸；推拿多用一指禅推法，点、按、揉法。

足少阳胆经其他腧穴的定位与主治见表1-20。

表1-20 足少阳胆经其他腧穴一览表

序号	穴名	定位	主治	备注
1	瞳子髎 （GB 1）	在面部，目外眦外侧0.5寸凹陷中	目赤肿痛，目翳，青盲，口㖞，头痛	
2	听会 （GB 2）	在面部，耳屏间切迹与下颌骨髁突之间的凹陷中	耳鸣，耳聋，聤耳，齿痛，口㖞，面痛	
3	上关 （GB 3）	在面部，颧弓上缘中央凹陷中	偏头痛，耳鸣，耳聋，聤耳，口眼㖞斜，齿痛，口噤，癫狂痫	
4	颔厌 （GB 4）	在头部，从头维至曲鬓的弧形连线的上1/4与下3/4交点处	偏头痛，目眩，耳鸣，齿痛，癫痫	
5	悬颅 （GB 5）	在头部，从头维至曲鬓的弧形连线的中点处	偏头痛，目赤肿痛，齿痛，鼻衄	
6	悬厘 （GB 6）	在头部，从头维至曲鬓的弧形连线的上3/4与下1/4交点处	偏头痛，目赤肿痛，耳鸣	
7	曲鬓 （GB 7）	在头部，耳前鬓角发际后缘与耳尖水平线交点处	头痛，齿痛，牙关紧闭，暴喑，口噤	
8	率谷 （GB 8）	在头部，耳尖直上入发际1.5寸	偏正头痛，眩晕，耳鸣，耳聋，小儿急、慢惊风	
9	天冲 （GB 9）	在头部，耳根后缘直上，入发际2寸	偏头痛，牙龈肿痛，癫痫	
10	浮白 （GB 10）	在头部，耳后乳突的后上方，从天冲至完骨的弧形连线的上1/3与下2/3交点处	头痛，耳鸣，耳聋，目痛，齿痛，瘿气	
11	头窍阴 （GB 11）	在头部，耳后乳突的后上方，从天冲至完骨的弧形连线的上2/3与下1/3交点处	头痛，耳鸣，耳聋	
12	完骨 （GB 12）	在头部，耳后乳突的后下方凹陷处	偏头痛，颈项强痛，齿痛，喉痹，颊肿，口㖞，疟疾，癫痫，中风	
13	本神 （GB 13）	在头部，前发际上0.5寸，头正中线旁开3寸	头痛，目眩，癫痫，小儿惊风，失眠多梦	

序号	穴名	定位	主治	备注
14	阳白 （GB 14）	在头部，眉上 1 寸，瞳孔直上	头痛，眩晕，视物模糊，目痛，眼睑下垂，面瘫	
15	头临泣 （GB 15）	在头部，前发际上 0.5 寸，瞳孔直上	头痛，目眩，流泪，鼻塞，小儿惊痫	
16	目窗 （GB 16）	在头部，前发际上 1.5 寸，瞳孔直上	头痛，目赤肿痛，青盲，鼻塞，癫痫，面部浮肿，小儿惊痫	
17	正营 （GB 17）	在头部，前发际上 2.5 寸，瞳孔直上	头晕，头痛，目眩，唇吻强急，齿痛	
18	承灵 （GB 18）	在头部，前发际上 4 寸，瞳孔直上	头痛，眩晕，目痛，鼻塞，鼻衄	
19	脑空 （GB 19）	在头部，横平枕外隆凸的上缘，风池直上	头痛，目眩，目赤，颈项强痛，癫狂痫	
20	渊腋 （GB 22）	在胸外侧区，第 4 肋间隙中，在腋中线上	胸满，胁痛，上肢痹痛	
21	辄筋 （GB 23）	在胸外侧区，第 4 肋间隙中，腋中线前 1 寸	胸满，胁痛，气喘，呕吐，吞酸，肩背痛	
22	日月 （GB 24）	在胸部，第 7 肋间隙中，前正中线旁开 4 寸	呕吐，吞酸，黄疸，胁肋疼痛，呃逆	胆之募穴
23	京门 （GB 25）	在上腹部，第 12 肋骨游离端的下际	小便不利，水肿，腰痛，胁痛，腹胀，泄泻	肾之募穴
24	带脉 （GB 26）	在侧腹部，第 11 肋骨游离端垂线与脐水平线的交点上	带下，月经不调，阴挺，经闭，疝气，小腹痛，胁痛，腰痛	
25	五枢 （GB 27）	在下腹部，横平脐下 3 寸，髂前上棘内侧	腹痛，疝气，带下，便秘，阴挺	
26	维道 （GB 28）	在下腹部，髂前上棘内下 0.5 寸	腹痛，疝气，带下，阴挺	
27	居髎 （GB 29）	在臀部，髂前上棘与股骨大转子最凸点连线的中点处	腰痛，下肢痿痹，瘫痪，疝气	
28	风市 （GB 31）	在股部，髌底上 7 寸：直立垂手，掌心贴于大腿时，中指尖所指凹陷中，髂胫束后缘	半身不遂，下肢痿痹，遍身瘙痒，脚气	

续 表

序号	穴名	定位	主治	备注
29	中渎 （GB 32）	在股部，腘横纹上 7 寸，髂胫束后缘	下肢痿痹、麻木，半身不遂	
30	膝阳关 （GB 33）	在膝部，股骨外上髁后上缘，股二头肌腱与髂胫束之间的凹陷中	膝腘肿痛、挛急，小腿麻木，脚气	
31	阳交 （GB 35）	在小腿外侧，外踝尖上 7 寸，腓骨后缘	胸胁胀满，下肢痿痹，癫狂	阳维脉之郄穴
32	外丘 （GB 36）	在小腿外侧，当外踝尖上 7 寸，腓骨前缘	颈项强痛，胸胁胀满，下肢痿痹，癫狂	郄穴
33	光明 （GB 37）	在小腿外侧，外踝尖上 5 寸，腓骨前缘	目痛，夜盲，目视不明，乳房胀痛，乳汁少，下肢痿痹	络穴
34	阳辅 （GB 38）	在小腿外侧，外踝尖上 4 寸，腓骨前缘	偏头痛，目外眦痛，咽喉肿痛，瘰疬，胸胁胀痛，脚气，下肢痿痹，半身不遂	
35	丘墟 （GB 40）	在踝区，外踝的前下方，当趾长伸肌腱的外侧凹陷中	胸胁胀痛，下肢痿痹，外踝肿痛，脚气，疟疾	原穴
36	足临泣 （GB 41）	在足背，第 4、5 跖骨底结合部的前方，第 5 趾长伸肌腱外侧凹陷中	偏头痛，目赤肿痛，目眩，目涩，乳痈，乳胀，月经不调，胁肋疼痛，足跗肿痛，瘰疬，疟疾	输穴，八脉交会穴（通于带脉）
37	地五会 （GB 42）	在足背，第 4、5 跖骨间，第 4 跖趾关节近端凹陷中	头痛，目赤，耳鸣，胁痛，乳痈，内伤吐血，足背肿痛	
38	侠溪 （GB 43）	在足背，当第 4、5 趾间，趾蹼缘后方赤白肉际处	头痛，目眩，耳鸣，耳聋，目赤肿痛，热病，胁肋疼痛，乳痈	荥穴
39	足窍阴 （GB 44）	在足趾，第 4 趾末节外侧，趾甲根角侧后方 0.1 寸	目赤肿痛，耳鸣，耳聋，咽喉肿痛，头痛，失眠，多梦，胁痛，足跗肿痛，热病	井穴

十二、足厥阴肝经腧穴

（一）主治

本经腧穴主治肝胆、脾胃、妇科、少腹、前阴病及经脉循行部位的相关病证。

（二）经脉循行

《灵枢·经脉》：肝足厥阴之脉，起于大指丛毛之际，上循足跗上廉，去内踝一寸，上踝八寸，交出太阴之后，上腘内廉，循股阴，入毛中，环阴器，抵小腹，夹胃，属肝络胆，上贯膈，布胁肋，循喉咙之后，上入颃颡，连目系，上出额，与督脉会于巅；其支者，从目系下颊里，环唇内；其支者，复从肝别贯膈，上注肺（图1-52）。

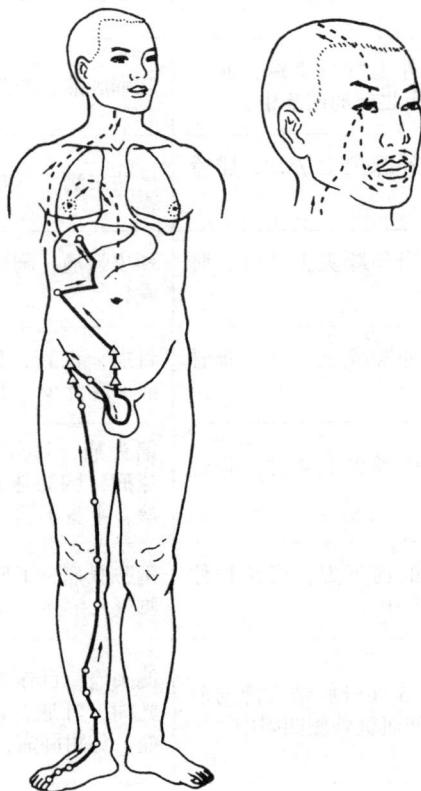

图1-52　足厥阴肝经经脉循行示意图

（三）主要腧穴

1. 行间（LR 2）荥穴

【定位】在足背，第1、2趾间，趾蹼缘后方赤白肉际处（图1-53）。

【主治】①中风、癫痫、头痛、目眩、目赤肿痛、青盲、口㖞等肝经风热病证。②月经不调、痛经、闭经、崩漏、带下等妇科经带病证。③阴中痛、疝气。④遗尿、癃闭、五淋等泌尿系病证。⑤胸胁胀痛。

【操作】直刺0.5~0.8寸；可灸；推拿多用一指禅推法，点、按、揉法。

2. 太冲（LR 3）输穴，原穴

【定位】在足背，第1、2跖骨间，跖骨底结合部前方凹陷中，或触及动脉搏动（图1-53）。

【主治】①中风、癫狂痫、小儿惊风、头痛、眩晕、耳鸣、目赤肿痛、口㖞、咽痛等肝经风热病证。②月经不调、痛经、经闭、崩漏、带下等妇科经带病证。③黄疸、胁痛、腹胀、呕逆等肝气犯胃病证。④癃闭、遗尿等泌尿系病证。⑤下肢痿痹，足跗肿痛。

【操作】直刺 0.5~0.8 寸；可灸；推拿多用一指禅推法，点、按、揉法。

3. 期门（LR 14）肝之募穴

【定位】在胸部，第 6 肋间隙，前正中线旁开 4 寸（图 1-54）。

【主治】①胸胁胀痛、呕吐、吞酸、呃逆、腹胀、腹泻等肝气犯胃病证。②奔豚气。③乳痈。④肝气郁结所致郁病。

【操作】斜刺或平刺 0.5~0.8 寸，不可深刺，以免伤及内脏；可灸；推拿多用一指禅推法，点、按、揉法。

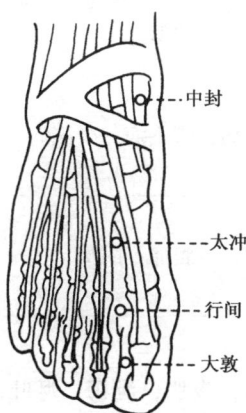

图 1-53　足厥阴肝经腧穴（一）

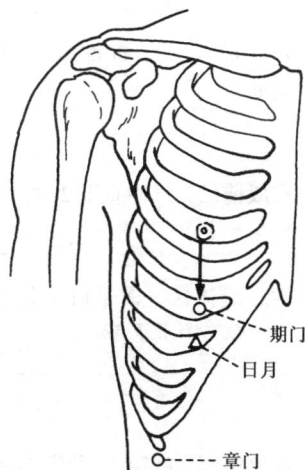

图 1-54　足厥阴肝经腧穴（二）

足厥阴肝经其他腧穴的定位与主治见表 1-21。

表 1-21　足厥阴肝经其他腧穴一览表

序号	穴名	定位	主治	备注
1	大敦 （LR 1）	在足趾，大趾末节外侧，趾甲根角侧后方 0.1 寸	疝气，遗尿，癃闭，经闭，崩漏，月经不调，阴挺，癫痫	井穴
2	中封 （LR 4）	在踝区，内踝前，胫骨前肌肌腱的内侧缘凹陷中	疝气，遗精，小便不利，腹痛，内踝肿痛	经穴
3	蠡沟 （LR 5）	在小腿前内侧，内踝尖上 5 寸，胫骨内侧面的中央	小便不利，遗尿，疝气，月经不调，带下，下肢痿痹	络穴
4	中都 （LR 6）	在小腿内侧，内踝尖上 7 寸，胫骨内侧面的中央	疝气，崩漏，腹痛，泄泻，恶露不尽，足胫疼痛	郄穴
5	膝关 （LR 7）	在膝部，胫骨内侧髁的下方，阴陵泉后 1 寸	膝髌肿痛，下肢痿痹	

续　表

序号	穴名	定位	主治	备注
6	曲泉 (LR 8)	在膝部，腘横纹内侧端，半腱肌肌腱内缘凹陷中	小腹痛，小便不利，淋证，癃闭，月经不调，痛经，带下，阴挺，阴痒，遗精，阳痿，膝股疼痛	合穴
7	阴包 (LR 9)	在股前区，髌底上 4 寸，股薄肌与缝匠肌之间	少腹痛，遗尿，小便不利，月经不调	
8	足五里 (LR 10)	在股前区，气冲直下 3 寸，动脉搏动处	少腹痛，小便不通，阴挺，睾丸肿痛，瘰疬	
9	阴廉 (LR 11)	在股前区，气冲直下 2 寸	月经病，带下病，少腹痛	
10	急脉 (LR 12)	在腹股沟区，横平耻骨联合上缘，前正中线旁开 2.5 寸	疝气，少腹痛，阴挺	
11	章门 (LR 13)	在侧腹部，在第 11 肋游离端的下际	腹痛，腹胀，泄泻，呕吐，胁痛，痞块	脾之募穴，八会穴之脏会

十三、督脉腧穴

（一）主治

本经腧穴主治神志病、热病，经脉循行的腰骶、背项、头面五官等局部病证及相应的内脏病证。

（二）经脉循行

《素问·骨空论》：督脉者，起于少腹以下骨中央，女子入系廷孔，其孔溺孔之端也。其络循阴器合篡间，绕篡后，别绕臀，至少阴与巨阳中络者，合少阴上股内后廉，贯脊属肾，与太阳起于目内眦，上额交巅上，入络脑，还出别下项，循肩髆内，夹脊抵腰中，入循膂，络肾；其男子循茎下至篡，与女子等；其少腹直上者，贯脐中央，上贯心，入喉，上颐环唇，上系两目之下中央。

《灵枢·经脉》：督脉之别，名曰长强，夹膂上项，散头上，下当肩胛左右别走太阳，入贯膂（图 1-55）。

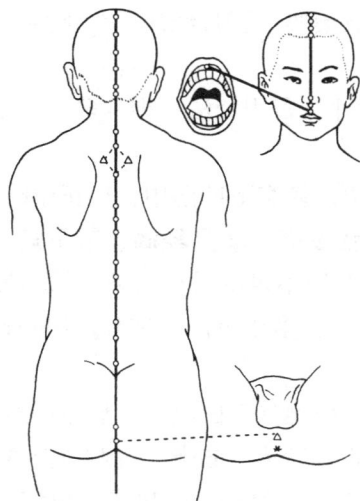

图 1-55 督脉经脉循行示意图

（三）主要腧穴

1. 腰阳关（GV 3）

【定位】在脊柱区，第 4 腰椎棘突下凹陷中，后正中线上（图 1-56）。

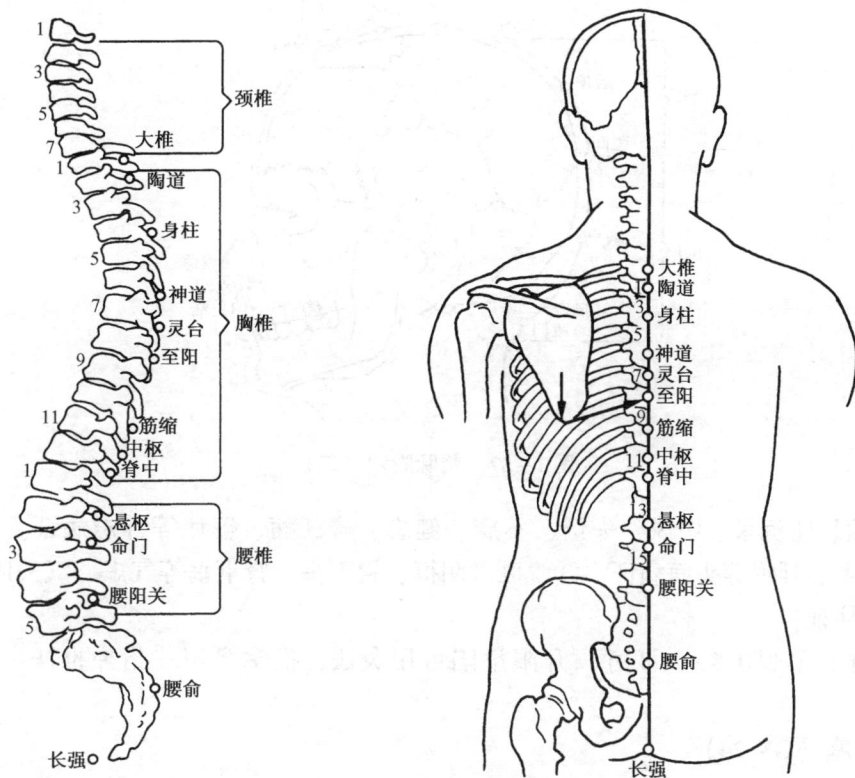

图 1-56 督脉腧穴（一）

【主治】①腰骶疼痛，下肢痿痹。②月经病，带下病，产后病。③遗精、阳痿等男科病证。

【操作】向上斜刺0.5~1寸；多用灸法；推拿多用一指禅推法，点、按、揉法。

2. 命门（GV 4）

【定位】在脊柱区，第2腰椎棘突下凹陷中，后正中线上（图1-56）。

【主治】①腰脊强痛，下肢痿痹。②月经病、带下病、不孕等妇科病证。③遗精、阳痿、精冷不育、小便频数等肾阳不足的男科病证。④小腹冷痛、腹泻等虚寒病证。

【操作】向上斜刺0.5~1寸；多用灸法；推拿多用一指禅推法，点、按、揉法。

3. 大椎（GV 14）

【定位】在脊柱区，第7颈椎棘突下凹陷中，后正中线上（图1-56）。

【主治】①热病、疟疾、恶寒发热、咳嗽、气喘等外感病证。②骨蒸潮热。③癫狂痫、小儿惊风等神志病证。④项强，脊痛。⑤风疹、痤疮等皮肤病。

【操作】向上斜刺0.5~1寸；常用点刺出血；可灸；推拿多用一指禅推法，点、按、揉法。

4. 百会（GV 20）

【定位】在头部，前发际正中直上5寸（图1-57）。

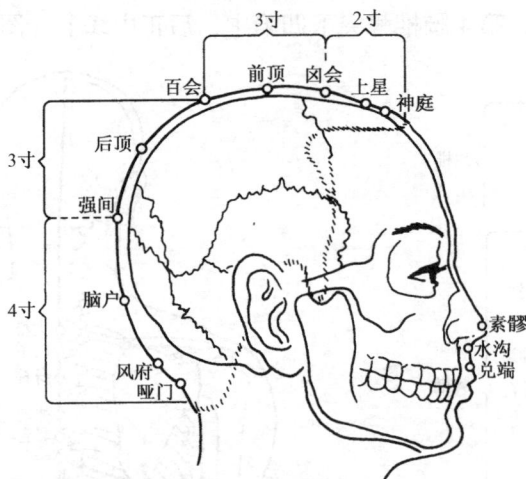

图1-57　督脉腧穴（二）

【主治】①痴呆、中风、失语、不寐、健忘、癫狂痫、癔症等神志病证。②头风、头痛、眩晕、耳鸣等头面病证。③脱肛、阴挺、胃下垂、肾下垂等气虚、气失固摄而致的下陷性病证。

【操作】平刺0.5~0.8寸，升阳举陷可用灸法；推拿多用一指禅推法，点、按、揉法。

5. 神庭（GV 24）

【定位】在头部，前发际正中直上0.5寸（图1-57）。

【主治】①癫狂痫、不寐、惊悸等神志病证。②头痛、目眩、目赤、目翳、鼻渊、鼻衄等头面五官病证。

【操作】平刺0.5~0.8寸；可灸；推拿多用一指禅推法，点、按、揉法。

6. 水沟（GV 26）

【定位】在面部，人中沟的上1/3与中1/3交点处（图1-57）。

【主治】①昏迷、晕厥、中风、中暑、休克、呼吸衰竭等急危重症，为急救要穴之一。②癔症、癫狂痫、急慢惊风等神志病证。③鼻塞、鼻衄、面肿、口歪、齿痛、牙关紧闭等面鼻口部病证。④闪挫腰痛。

【操作】向上斜刺0.3~0.5寸，强刺激，或指甲掐按；不宜灸。

7. 印堂（GV 29）

【定位】在头部，两眉毛内侧端中间的凹陷中（图1-58）。

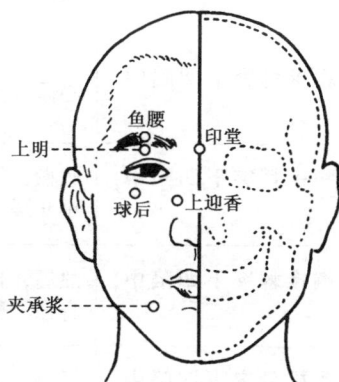

图1-58 督脉腧穴（三）

【主治】①痴呆、痫证、失眠、健忘、抑郁等神志病证。②头痛、眩晕等头部病证。③鼻衄，鼻渊，鼻塞，流清涕。④小儿惊风，产后血晕，子痫。

【操作】提捏局部皮肤，平刺0.3~0.5寸，或用三棱针点刺出血。

督脉其他腧穴的定位与主治见表1-22。

表1-22 督脉其他腧穴一览表

序号	穴名	定位	主治	备注
1	长强（GV 1）	在会阴区，尾骨下方，尾骨端与肛门连线的中点处	痔疾，脱肛，泄泻，便秘，癫狂痫，瘿疬，腰痛，尾骶部疼痛	络穴
2	腰俞（GV 2）	在骶区，正对骶管裂孔，后正中线上	月经不调，痔疾，腰脊强痛，下肢痿痹，癫痫	
3	悬枢（GV 5）	在脊柱区，第1腰椎棘突下凹陷中，后正中线上	泄泻，腹痛，腰脊强痛	
4	脊中（GV 6）	在脊柱区，第11胸椎棘突下凹陷中，后正中线上	泄泻，黄疸，痔疾，癫痫，小儿疳疾，脱肛，腰脊强痛	

序号	穴名	定位	主治	备注
5	中枢 （GV 7）	在脊柱区，第 10 胸椎棘突下凹陷中，后正中线上	黄疸，呕吐，腹满，腰脊强痛	
6	筋缩 （GV 8）	在脊柱区，第 9 胸椎棘突下凹陷中，后正中线上	癫痫，抽搐，四肢痉挛，脊强，胃痛，黄疸	
7	至阳 （GV 9）	在脊柱区，第 7 胸椎棘突下凹陷中，后正中线上	黄疸，胸胁胀痛，身热，咳嗽，气喘，胃痛，脊背强痛	
8	灵台 （GV 10）	在脊柱区，第 6 胸椎棘突下凹陷中，后正中线上	咳嗽，气喘，疔疮，脊背强痛	
9	神道 （GV 11）	在脊柱区，第 5 胸椎棘突下凹陷中，后正中线上	心悸，健忘，咳嗽，脊背强痛	
10	身柱 （GV 12）	在脊柱区，第 3 胸椎棘突下凹陷中，后正中线上	咳嗽，气喘，癫痫，脊背强痛，小儿矮小	
11	陶道 （GV 13）	在脊柱区，第 1 胸椎棘突下凹陷中，后正中线上	热病，骨蒸潮热，疟疾，头痛，脊强，癫狂痫	
12	哑门 （GV 15）	在颈后区，第 2 颈椎棘突下凹陷中，后正中线上	暴喑，舌强不语，癫狂痫，头痛，项强，中风	
13	风府 （GV 16）	在颈后区，枕外隆凸直下，两侧斜方肌之间凹陷中	头痛，眩晕，项强，中风不语，半身不遂，癫狂痫，目痛，鼻衄，咽喉肿痛	
14	脑户 （GV 17）	在头部，枕外隆凸的上缘凹陷处	头痛，头晕，项强，失音，癫痫	
15	强间 （GV 18）	在头部，后发际正中直上 4 寸	头痛，目眩，项强，癫狂	
16	后顶 （GV 19）	在头部，后发际正中直上 5.5 寸	头痛，眩晕，惊悸，癫狂痫	
17	前顶 （GV 21）	在头部，前发际正中直上 3.5 寸	头痛，眩晕，鼻渊，癫痫，狂证	
18	囟会 （GV 22）	在头部，前发际正中直上 2 寸	头痛，眩晕，鼻渊，癫痫，狂证	
19	上星 （GV 23）	在头部，前发际正中直上 1 寸	鼻渊，鼻衄，目痛，头痛，眩晕，癫狂，热病，疟疾	

续　表

序号	穴名	定位	主治	备注
20	素髎 (GV 25)	在面部，鼻尖的正中央	鼻渊，鼻衄，喘息，昏迷，惊厥，新生儿窒息	
21	兑端 (GV 27)	在面部，上唇结节的中点	癫狂，齿龈肿痛，口喎，鼻衄	
22	龈交 (GV 28)	在上唇内，上唇系带与上牙龈的交点	牙龈肿痛，鼻渊，鼻衄，癫狂痫，腰痛，项强，痔疾	

十四、任脉腧穴

（一）主治

本经腧穴主治腹、胸、颈、头面的局部病证及相应的内脏病证。

（二）经脉循行

《素问·骨空论》：任脉者，起于中极之下，以上毛际，循腹里，上关元，至咽喉，上颐循面入目（图1-59）。

《灵枢·经脉》：任脉之别，名曰尾翳，下鸠尾，散于腹。

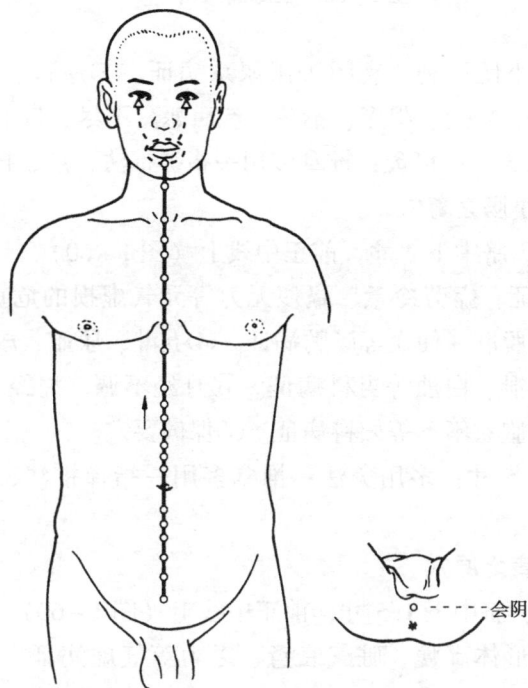

图1-59　任脉经脉循行示意图

（三）主要腧穴

1. 中极（CV 3）膀胱之募穴

【定位】在下腹部，脐中下4寸，前正中线上（图1-60）。

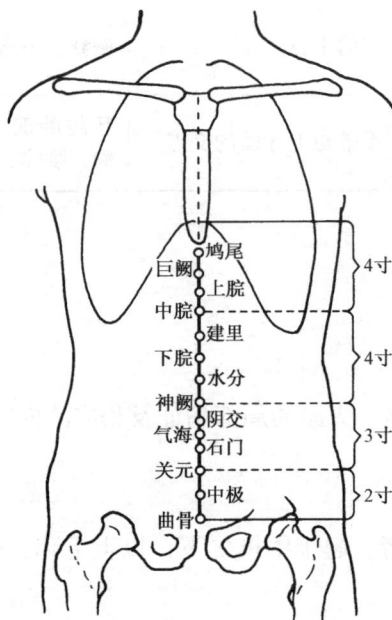

图1-60　任脉腧穴（一）

【主治】①遗尿、小便不利、癃闭等泌尿系病证。②遗精、阳痿、不育等男科病证。③月经不调、崩漏、阴挺、阴痒、不孕、产后恶露不尽、带下等妇科病证。

【操作】直刺1~1.5寸；可灸；推拿多用一指禅推法，点、按、揉法。孕妇慎用。

2. 关元（CV 4）小肠之募穴

【定位】在下腹部，脐中下3寸，前正中线上（图1-60）。

【主治】①中风脱证、虚劳冷惫、羸瘦无力等元气虚损的危重病证。②少腹疼痛，疝气。③腹泻、痢疾、脱肛、便血等肠腑病证。④五淋、尿血、尿闭、尿频等泌尿系病证。⑤遗精、阳痿、早泄、白浊等男科病证。⑥月经不调、痛经、经闭、崩漏、带下、阴挺、产后恶露不尽、胞衣不下等妇科病证。⑦保健要穴。

【操作】直刺1~1.5寸；多用灸法；推拿多用一指禅推法，点、按、揉法。孕妇慎用。

3. 气海（CV 6）肓之原穴

【定位】在下腹部，脐中下1.5寸，前正中线上（图1-60）。

【主治】①虚脱、形体羸瘦、脏气衰惫、乏力等气虚病证。②水谷不化、绕脐疼痛、腹泻、痢疾、便秘等肠腑病证。③小便不利，遗尿。④遗精，阳痿，疝气。⑤月经不调、痛经、经闭、崩漏、带下、阴挺、产后恶露不止、胞衣不下等妇科病证。⑥保健要穴。

【操作】直刺 1 ~ 1.5 寸；多用灸法；推拿多用一指禅推法，点、按、揉法。孕妇慎用。

4. 神阙（CV 8）

【定位】在脐区，脐中央（图 1 - 60）。

【主治】①虚脱、中风脱证等元阳暴脱的危重病证。②腹痛、腹胀、腹泻、痢疾、便秘、脱肛等肠腑病证。③水肿，小便不利。④保健要穴。

【操作】一般不针，多用艾条灸或艾炷隔盐灸法。

5. 中脘（CV 12）胃之募穴，八会穴之腑会

【定位】在上腹部，脐中上 4 寸，前正中线上（图 1 - 60）。

【主治】①胃痛、腹胀、纳呆、呕吐、吞酸、呃逆、小儿疳积等脾胃病证。②黄疸。③癫狂，脏躁。

【操作】直刺 1 ~ 1.5 寸；可灸；推拿多用一指禅推法，点、按、揉法。

6. 膻中（CV 17）心包之募穴，八会穴之气会

【定位】在胸部，横平第 4 肋间隙，前正中线上（图 1 - 61）。

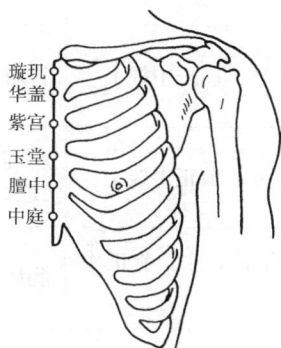

璇玑
华盖
紫宫
玉堂
膻中
中庭

图 1 - 61　任脉腧穴（二）

【主治】①咳嗽、气喘、胸闷、心痛、噎膈、呃逆等胸中气机不畅的病证。②产后乳少、乳痈、乳癖等胸乳病证。

【操作】平刺 0.3 ~ 0.5 寸；可灸；推拿多用一指禅推法，点、按、揉法。

任脉其他腧穴的定位与主治见表 1 - 23。

表 1 - 23　任脉其他腧穴一览表

序号	穴名	定位	主治	备注
1	会阴（CV 1）	在会阴区，男性在阴囊根部与肛门连线的中点，女性在大阴唇后联合与肛门连线的中点	小便不利，遗尿，遗精，阳痿，月经病，阴痛，阴痒，痔疾，脱肛，溺水，窒息，产后昏迷，癫狂	

续　表

序号	穴名	定位	主治	备注
2	曲骨 （CV 2）	在下腹部，耻骨联合上缘，前正中线上	小便不利，遗尿，遗精，阳痿，痛经，月经不调，带下	
3	石门 （CV 5）	在下腹部，脐中下 2 寸，前正中线上	腹痛，水肿，疝气，小便不利，泄泻，经闭，带下，崩漏	三焦之募穴
4	阴交 （CV 7）	在下腹部，脐中下 1 寸，前正中线上	腹痛，疝气，水肿，月经不调，带下	
5	水分 （CV 9）	在上腹部，脐中上 1 寸，前正中线上	水肿，小便不通，腹泻，腹痛，反胃，吐食	
6	下脘 （CV 10）	在上腹部，脐中上 2 寸，前正中线上	腹痛，腹胀，泄泻，呕吐，食谷不化，痞块	
7	建里 （CV 11）	在上腹部，脐中上 3 寸，前正中线上	胃痛，呕吐，食欲不振，腹胀，水肿	
8	上脘 （CV 13）	在上腹部，脐中上 5 寸，前正中线上	胃痛，呕吐，呃逆，腹胀，癫痫	
9	巨阙 （CV 14）	在上腹部，脐中上 6 寸，前正中线上	胸痛，心痛，心悸，呕吐，癫狂痫	心之募穴
10	鸠尾 （CV 15）	在上腹部，剑胸结合下 1 寸，前正中线上	胸痛，呃逆，腹胀，癫狂痫	络穴
11	中庭 （CV 16）	在上腹部，剑胸结合中点处，前正中线上	胸胁胀痛，心痛，呕吐，小儿吐乳	
12	玉堂 （CV 18）	在胸部，横平第 3 肋间隙，前正中线上	咳嗽，气喘，胸痛，呕吐	
13	紫宫 （CV 19）	在胸部，横平第 2 肋间隙，前正中线上	咳嗽，气喘，胸痛	
14	华盖 （CV 20）	在胸部，横平第 1 肋间隙，前正中线上	咳嗽，气喘，胸胁胀痛	
15	璇玑 （CV 21）	在胸部，胸骨上窝下 1 寸，前正中线上	咳嗽，气喘，胸痛，咽喉肿痛	
16	天突 （CV 22）	在颈前区，胸骨上窝中央，前正中线上	咳嗽，哮喘，胸痛，咽喉肿痛，暴喑，瘿气，梅核气，噎膈	

续　表

序号	穴名	定位	主治	备注
17	廉泉 （CV 23）	在颈前区，喉结上方，舌骨上缘凹陷中，前正中线上	舌强不语，舌下肿痛，舌纵涎出，舌本挛急，暴喑，吞咽困难，口舌生疮，咽喉肿痛	
18	承浆 （CV 24）	在面部，当颏唇沟的正中凹陷处	口喎，唇紧，齿龈肿痛，流涎，暴喑，口舌生疮，面痛，消渴，癫痫	

十五、常用经外奇穴

1. 四神聪（EX – HN 1）

【定位】在头部，百会前后左右各旁开1寸，共4穴（图1–62）。

【主治】①头痛、眩晕、失眠、健忘、癫痫等神志病证。②目疾。

【操作】平刺0.5~0.8寸；可灸；推拿多用一指禅推法，点、按、揉法。

2. 太阳（EX – HN 5）

【定位】在头部，当眉梢与目外眦之间，向后约1横指的凹陷中（图1–63）。

【主治】①头痛。②目疾。③面瘫。

【操作】直刺或斜刺0.3~0.5寸，或点刺出血；可灸；推拿多用一指禅推法，点、按、揉法。

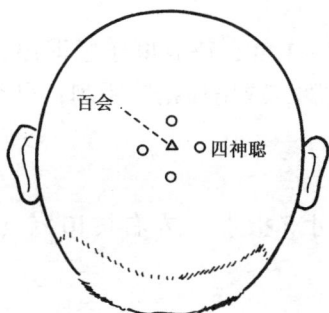

图1–62　经外奇穴（一）

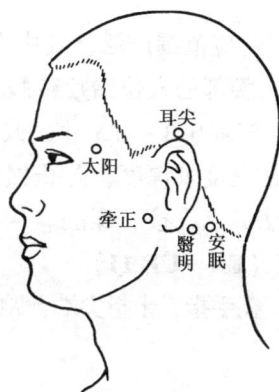

图1–63　经外奇穴（二）

3. 定喘（EX – B 1）

【定位】在脊柱区，横平第7颈椎棘突下，后正中线旁开0.5寸（图1–64）。

【主治】①哮喘、咳嗽等肺部病证。②肩背痛。③落枕。

【操作】直刺0.5~0.8寸；可灸；推拿多用一指禅推法，点、按、揉法。

4. 夹脊（EX – B 2）

【定位】在脊柱区，第1胸椎至第5腰椎棘突下两侧，后正中线旁开0.5寸，一侧17穴（图1–64）。

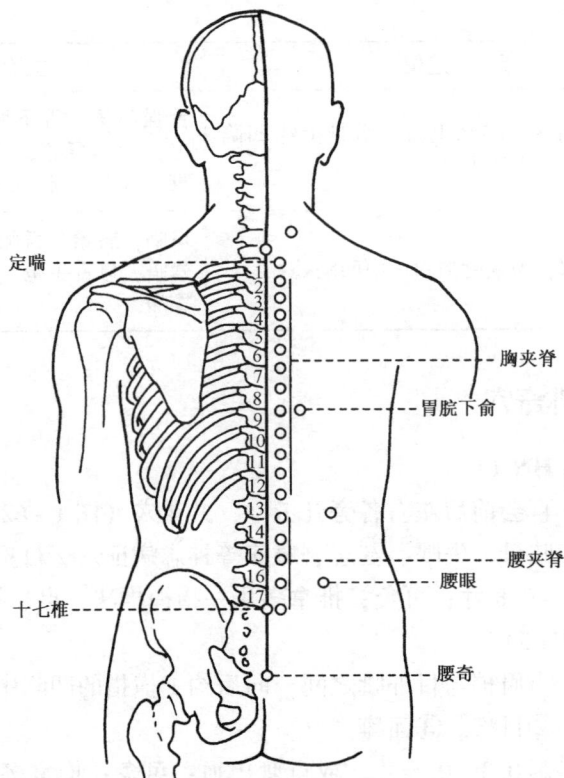

图 1-64 经外奇穴 (三)

【主治】适应范围广泛，其中上胸部的穴位治疗心肺、上肢病证；下胸部的穴位治疗胃肠病证；腰部的穴位治疗腰腹及下肢病证。

【操作】直刺 0.3~0.5 寸，或稍向内斜刺 0.5~1 寸，待有麻胀感即停止进针，严格掌握进针的角度及深度，防止损伤内脏或引起气胸，或用梅花针叩刺；可灸；推拿多用一指禅推法，点、按、揉法。

5. 十宣 (EX-UE 11)

【定位】在手指，十指尖端，距指甲游离缘 0.1 寸（指寸），左右共 10 穴（图 1-65）。

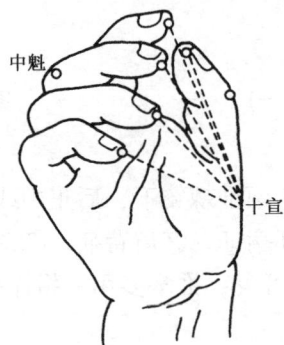

图 1-65 经外奇穴 (四)

【主治】①昏迷。②癫痫。③高热，咽喉肿痛。④手指麻木。

【操作】浅刺0.1~0.2寸，或点刺出血。

其他常用经外奇穴的定位与主治见表1-24。

表1-24　其他常用经外奇穴一览表

分区	序号	穴名	定位	主治
头颈部	1	当阳 （EX-HN 2）	在头部，瞳孔直上，前发际上1寸	偏、正头痛，眩晕，目赤肿痛
	2	鱼腰 （EX-HN 4）	在头部，瞳孔直上，眉毛中	目赤肿痛，目翳，眼睑下垂，眼睑𥆧动，眉棱骨痛
	3	耳尖 （EX-HN 6）	在耳区，在外耳轮的最高点（折耳向前时，耳郭上方的尖端处）	目疾，咽喉肿痛
	4	球后 （EX-HN 7）	在面部，眶下缘外1/4与内3/4交界处	目疾
	5	上迎香 （EX-HN 8）	在面部，鼻翼软骨与鼻甲的交界处，近鼻唇沟上端处	鼻渊，鼻部疮疖，迎风流泪，头痛
	6	内迎香 （EX-HN 9）	在鼻孔内，鼻翼软骨与鼻甲交界的黏膜处	鼻疾，目赤肿痛
	7	聚泉 （EX-HN 10）	在口腔内，舌背正中缝的中点处	舌强，舌缓，食不知味，消渴，气喘
	8	海泉 （EX-HN 11）	在口腔内，舌下系带中点处	舌体肿胀，舌缓不收，消渴
	9	金津 （EX-HN 12）	在口腔内，舌下系带左侧的静脉上	口疮，舌强，舌肿，呕吐，消渴
	10	玉液 （EX-HN 13）	在口腔内，舌下系带右侧的静脉上	口疮，舌强，舌肿，呕吐，消渴
	11	翳明 （EX-HN 14）	在颈部，翳风后1寸	目疾，耳鸣，失眠，头痛
	12	颈百劳 （EX-HN 15）	在颈部，第7颈椎棘突直上2寸，后正中线旁开1寸	颈项强痛，咳嗽，气喘，骨蒸潮热，盗汗
胸腹部	13	子宫 （EX-CA 1）	在下腹部，脐中下4寸，前正中线旁开3寸	阴挺，月经不调，痛经，崩漏，不孕

分区	序号	穴名	定位	主治
背部	14	胃脘下俞 (EX－B 3)	在脊柱区，横平第8胸椎棘突下，后正中线旁开1.5寸	胃痛，腹痛，胸胁满痛，消渴
	15	痞根 (EX－B 4)	在腰区，横平第1腰椎棘突下，后正中线旁开3.5寸	痞块，癥瘕积聚，腰痛
	16	下极俞 (EX－B 5)	在腰区，第3腰椎棘突下	腰痛，小便不利，遗尿
	17	腰眼 (EX－B 7)	在腰区，横平第4腰椎棘突下，后正中线旁开约3.5寸凹陷中	腰痛，尿频，月经不调，带下
	18	十七椎 (EX－B 8)	在腰区，第5腰椎棘突下凹陷中	腰骶痛，痛经，崩漏，月经不调，遗尿，小便不利
	19	腰奇 (EX－B 9)	在骶区，尾骨端直上2寸，骶角之间凹陷中	癫痫，头痛，不寐，便秘
上肢部	20	肘尖 (EX－UE 1)	在肘后区，尺骨鹰嘴的尖端	瘰疬，痈疽，肠痈
	21	二白 (EX－UE 2)	在前臂前区，腕掌侧远端横纹上4寸，桡侧腕屈肌腱的两侧，一肢2穴	痔疾，脱肛，前臂痛，胸胁满痛
	22	中泉 (EX－UE 3)	在前臂后区，腕背侧远端横纹上，指总伸肌腱桡侧的凹陷中	胸闷，胃痛，吐血
	23	中魁 (EX－UE 4)	在手指，中指背面，近侧指间关节的中点处	噎膈，呕吐，食欲不振，呃逆
	24	大骨空 (EX－UE 5)	在手指，拇指背面，指间关节的中点处	目痛，目翳，呕吐，泄泻，衄血
	25	小骨空 (EX－UE 6)	在手指，小指背面，近端指间关节的中点处	目赤肿痛，目翳，咽喉肿痛，指关节痛
	26	腰痛点 (EX－UE 7)	在手背，第2、3掌骨及第4、5掌骨间，腕背侧远端横纹与掌指关节的中点处，一手2穴	急性腰扭伤
	27	外劳宫 (EX－UE 8)	在手背，第2、3掌骨间，掌指关节后0.5寸（指寸）凹陷中	落枕，手指麻木，手指屈伸不利，脐风
	28	八邪 (EX－UE 9)	在手背，第1~5指间，指蹼缘后方赤白肉际处，左右共8穴	烦热，目痛，毒蛇咬伤，手背肿痛，手指麻木
	29	四缝 (EX－UE 10)	在手指，第2~5指掌面的近侧指间关节横纹的中央，一手4穴	小儿疳积，百日咳

续　表

分区	序号	穴名	定位	主治
下肢部	30	髋骨 （EX－LE 1）	在股前区，梁丘两旁各 1.5 寸，一肢 2 穴	鹤膝风，下肢痿痹
	31	鹤顶 （EX－LE 2）	在膝前区，髌底中点的上方凹陷中	膝关节痛，足胫酸软无力，下肢瘫痪
	32	百虫窝 （EX－LE 3）	在股前区，髌底内侧端上 3 寸	虫积，荨麻疹，下部生疮
	33	内膝眼 （EX－LE 4）	在膝部，髌韧带内侧凹陷处的中央	膝肿痛，腿痛
	34	外膝眼 （EX－LE 5）	在膝部，在髌韧带外侧凹陷处	膝肿痛，脚气
	35	胆囊 （EX－LE 6）	在小腿外侧，腓骨小头直下 2 寸	急、慢性胆囊炎，胆石症，胆道蛔虫症，下肢痿痹
	36	阑尾 （EX－LE 7）	在小腿外侧，髌韧带外侧凹陷下 5 寸，胫骨前嵴外 1 横指（中指）	急、慢性阑尾炎，食积，下肢痿痹
	37	内踝尖 （EX－LE 8）	在踝区，内踝的最凸起处	乳蛾，齿痛，小儿不语，霍乱转筋
	38	外踝尖 （EX－LE 9）	在踝区，外踝的最凸起处	十趾拘急，脚外廉转筋，脚气，齿痛，重舌
	39	八风 （EX－LE 10）	在足背，第 1～5 趾间，趾蹼缘后方赤白肉际处，左右共 8 穴	趾痛，毒蛇咬伤，足跗肿痛，脚气
	40	独阴 （EX－LE 11）	在足底，第 2 趾的跖侧远端趾间关节的中点	胸胁痛，卒心痛，呕吐，胞衣不下，月经不调，疝气
	41	气端 （EX－LE 12）	在足趾，十趾端的中央，距趾甲游离缘 0.1 寸，左右共 10 穴	足趾麻木，足背红肿疼痛，卒中

第二章　刺法灸法 ▷▷▷▷

第一节　毫针刺法

一、针刺前的准备

针刺前的准备包括针具的选择，揣穴、定穴和消毒，针刺体位的选择等。

针刺的体位主要包括仰卧位、侧卧位、俯卧位、仰靠坐位、俯伏坐位、侧伏坐位等。

消毒包括针具器械消毒、医者手部消毒、针刺部位消毒、治疗室内消毒等。

（一）针具的选择

1. 针具质量的控制

每次针刺前，都要进行严格的针具检查，把控针具的质量，选择优质的针具进行针刺操作。

（1）检查针尖　检查针尖有无钩毛弯曲的现象，可通过捏握体会法、棉团提捻法、肉眼观察法3种方法进行检查。

（2）检查针身　检查针身有无弯曲、锈蚀、折痕等，可通过肉眼观察法、放大镜检查法、桌面滚动法、针身拉擦法4种方法进行检查。

（3）检查针根　检查针根有无折痕、锈蚀等，这个位置异常容易导致断针，可通过手扳法、肉眼观察法、放大镜检查法等方法进行检查。

（4）检查针柄　检查针柄有无松动，可通过一手持针柄，另一手捏住针身，双手用力拉开或合拢，或反方向捻转进行检查。

毫针各部位的要求如表2-1所示。

表2-1　毫针各部位的要求

部位	要求
针尖	端正不偏，尖中带圆，尖而不锐，圆而不钝
针身	光滑挺直，圆正匀称，坚韧而富有弹性
针根	铆接牢固平整，光滑清洁
针柄	缠绕均匀，与针身结合牢固，长短粗细适中

2. 针具规格的选择

临床上一般可根据患者的年龄、体质、体形、病情、腧穴部位和刺法等因素选用不同规格的毫针。通常年轻、体壮、肥胖、实证、皮厚肉多的穴位选粗针、长针，而老幼、体弱、瘦小、虚证、皮薄肉少的穴位选细针、短针。

毫针的规格以针身的直径和长度来区分（表2-2，表2-3）。

表2-2　毫针的直径规格

号数	26	27	28	29	30	31	32	33	34	35	36
直径（mm）	0.45	0.42	0.38	0.34	0.32	0.30	0.28	0.26	0.23	0.22	0.20

表2-3　毫针的长度规格

寸	0.5	1.0	1.5	2.0	2.5	3.0	3.5	4.0	4.5	5.0	6.0
长度（mm）	13	25	40	50	65	75	90	100	115	125	150

（二）揣穴、定穴和消毒

1. 揣穴、定穴

揣穴即在确定要针刺的穴位后，在该穴所处范围内进行揣、摸、按、循，从而找出指感强烈的部位。定穴即确定腧穴的具体定位。临床上揣穴与定穴是相辅相成、不可分割的。通过揣穴与定穴，准确地确定腧穴位置，是针刺获得确切疗效的前提条件。

2. 消毒

若未经消毒而进行针刺，容易造成疾病的交叉感染，引起局部红肿、化脓，甚至可能出现全身感染症状。因此，消毒工作非常重要，针刺前的消毒主要包括针具器械消毒、医者手部消毒、针刺部位消毒和治疗室内消毒。

（1）针具器械消毒　临床上通常采用一次性无菌针灸针，以严防传染性疾病的交叉感染。器械和确需重复使用的针具必须进行严格消毒，常用的消毒方法有高压蒸汽灭菌法、煮沸消毒法、药物浸泡消毒法等，其中以高压蒸汽灭菌法为佳。与毫针接触的针管、针盘、针盒、镊子等，可放入2%来苏尔溶液浸泡1~2小时进行消毒。

经过消毒的毫针，要放在消毒后的针盘内，用消毒巾盖好，或放在消毒后的针盒内密闭保存，在开封后4小时内使用。

（2）医者手部消毒　医者操作前需先用肥皂水洗手，待干后再用75%乙醇棉球擦拭。施术时尽量避免手指接触针身，如果确需接触时可以消毒干棉球为间隔物置于针身与手指间，以确保针身无菌。

（3）针刺部位消毒　患者针刺部位，可用75%乙醇棉球或棉签擦拭消毒，或先用2%碘伏涂擦，再用75%乙醇棉球或棉签擦拭脱碘。擦拭时应由针刺部位的中心向周围擦拭，消毒半径不少于5cm。针刺部位消毒后，切忌接触污物，防止再次污染。

（4）治疗室内消毒　治疗台上的床垫、枕巾、毛毯、垫席、床单等物品，要按时换洗晾晒。治疗室内要保持空气流通，卫生洁净，并定期用专用紫外线消毒灯照射消毒。

（三）针刺体位的选择

1. 体位选择的重要性

正确的体位选择，对于准确取穴、操作方便、持久留针和防止针刺意外等都有着重要的意义。对部分重症和体质虚弱，或精神紧张、畏惧针刺的患者，选择良好的体位尤为重要。若体位选择不当，容易导致取穴不准、操作不方便、不能持久留针，甚至容易出现晕针、弯针、断针等异常情况。

2. 选择体位的原则

首先要便于医生取穴和操作，其次要便于患者舒适、持久地维持该体位。

3. 选择体位的注意事项

（1）耐心引导，消除初诊患者的紧张情绪，树立治病信心。

（2）尽量暴露所取穴位的部位。

（3）尽量让患者舒适或身体有所依靠支撑，以便保持良好的体位。

4. 常用的针刺体位

（1）卧位

1）仰卧位：适用于头、面、胸、腹和四肢等部位腧穴的针刺治疗。仰卧位舒适自然，可使患者全身放松，不易疲劳，便于患者保持，尤为适宜初次接受针刺治疗、精神紧张、体虚病重者（图2-1）。

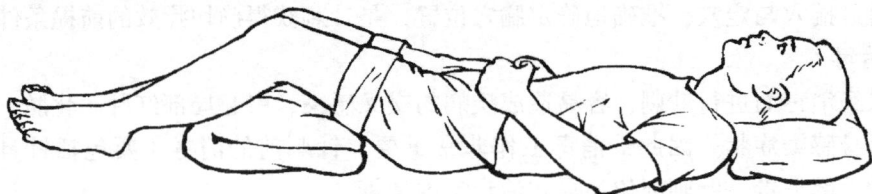

图2-1　仰卧位

2）侧卧位：适用于侧头、侧胸、侧腹、臀和下肢外侧等部位腧穴的针刺治疗（图2-2）。

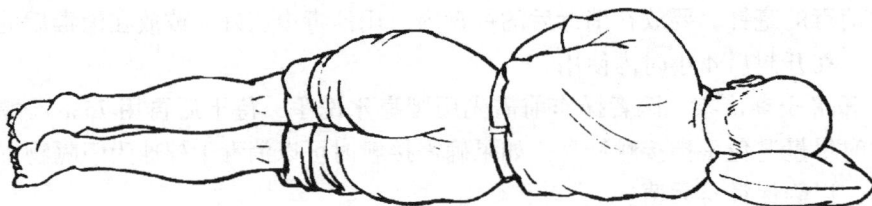

图2-2　侧卧位

3）俯卧位：适用于头、项、脊背、腰骶部、下肢背侧及上肢等部位腧穴的针刺治疗（图2-3）。

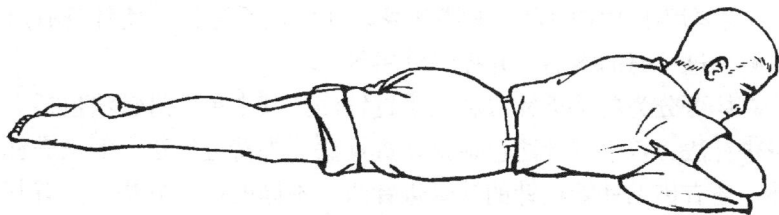

图 2-3 俯卧位

（2）坐位

1）仰靠坐位：适用于前头、颜面、颈前、上胸部、肩部及四肢前面、侧面等部位腧穴的针刺治疗（图 2-4）。

2）俯伏坐位：适用于头顶、后头、项、肩背等部位腧穴的针刺治疗（图 2-5）。

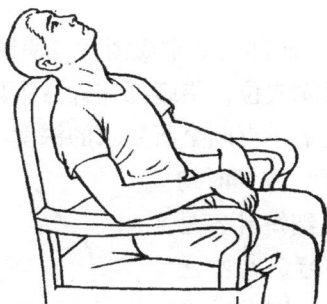

图 2-4 仰靠坐位

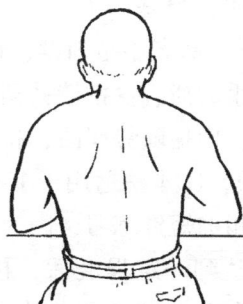

图 2-5 俯伏坐位

3）侧伏坐位：适用于侧头、面颊、颈侧、耳部等部位腧穴的针刺治疗（图 2-6）。

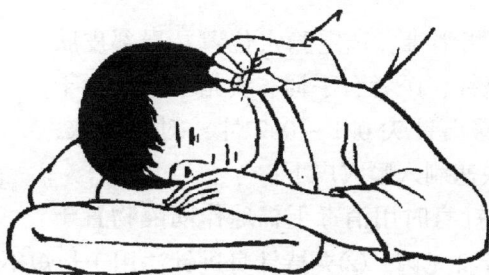

图 2-6 侧伏坐位

二、进针方法

进针方法是将毫针刺入局部或腧穴皮下的方法，是针刺治疗真正开始的第一步。进针是毫针刺法的重要环节，进针顺利、不痛，可明显减少患者的畏针情绪，增强患者对针刺治疗的信心，对治疗效果有一定的影响。

进针时，一般用右手的拇、食、中指夹持针柄，状如持笔进行进针。进针的手一般称为"刺手"，主要用于掌握针具和施行操作手法。爪切按压所刺部位或辅助针身的手称为"押手"，主要用于固定腧穴，夹持针身以辅助刺手进针，使针身有所依附，保持针身垂直，以减少进针时的疼痛，并控制针感等。

进针方法总体可分为单手进针法和双手进针法。其中单手进针法包括夹持针柄进针法和夹持针身进针法，双手进针法包括指切进针法、夹持进针法、舒张进针法及提捏进针法等。此外，还有借助针管进针的针管进针法。不同的进针方法，均有其相应的适用范围。无论哪一种方法，都要求根据腧穴的局部解剖特点，刺手与押手动作配合，指力与腕臂力协调一致，并注重"治神"，做到无痛或微痛进针。

(一) 单手进针法

单手进针法即只用刺手将针刺入腧穴的方法。目前临床上常用的单手进针法有夹持针柄进针法和夹持针身进针法两种。

1. 夹持针柄进针法

【具体操作】医者手指消毒，选定腧穴位置，局部皮肤常规消毒，使用 1~1.5 寸的毫针，医者刺手的拇、食指持针柄，中指指端紧靠穴位，指腹抵住针身下段，当拇、食指向下用力时，中指随势屈曲，将针刺入腧穴皮下，直刺至所要求的深度（图 2-7）。

【注意事项】①本法适用于 1~1.5 寸的短针。实训时初学者可先用较粗的短针练习，因为当指力不够时细短针容易弯针，待指力达到一定程度后，再用细短针练习。②本法对指力的要求较高，指力不够者很难顺利透皮。因此，平时必须坚持纸垫练针，以提高指力。③本方法适用于短毫针进针。

2. 夹持针身进针法

【具体操作】医者手指消毒，选定腧穴位置，局部皮肤常规消毒，使用 1.5 寸毫针，医者右手拇、食指捏一消毒干棉球，握紧针身下段，露出针尖 0.1~0.2 寸，对准腧穴，运用指力、腕力将毫针快速刺入腧穴皮下。

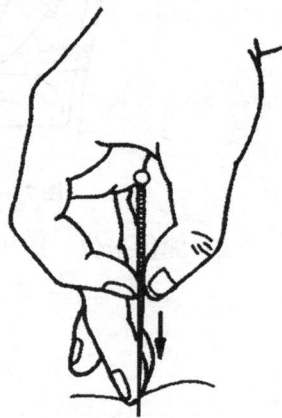

图 2-7 夹持针柄进针法

【注意事项】①夹持针身时用消毒干棉球作间隔物置于针身与手指间，以确保针身无菌。②夹持针身进针法用于长短不等的各种毫针进针，尤其是长针的进针。

(二) 双手进针法

1. 指切进针法

【具体操作】医者手指消毒，选定腧穴位置，局部皮肤常规消毒。医者用押手拇指或食指端切按腧穴皮肤，刺手持针，紧靠押手指甲面，将针刺入腧穴皮下（图 2-8）。

【注意事项】①本法一般适用于短针的进针（1.5 寸以下），亦可用于局部紧邻重要组织器官的腧穴。②训练时可先用较粗的短针进针，待指力达到一定程度后，再用较细的短针进针。

2. 夹持进针法

【具体操作】 医者手指消毒，选定腧穴位置，局部皮肤常规消毒。医者用押手拇、食指持消毒干棉球，夹住针身下端，露出针尖，刺手拇、食指持针柄，将针尖对准穴位，双手同时配合，迅速将针刺入腧穴皮下，直至所要求的深度（图2-9）。

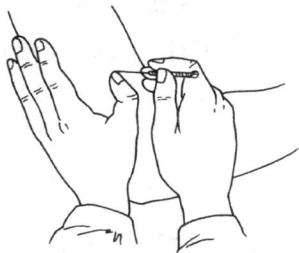

图 2-8 指切进针法　　　　　　　图 2-9 夹持进针法

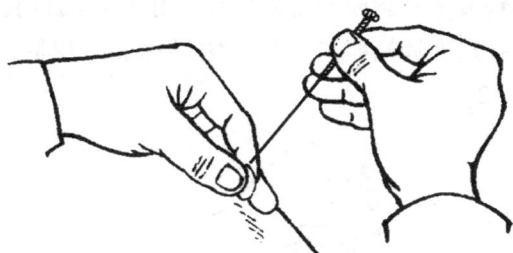

【注意事项】 ①本法多用于3寸以上的长针进针。②训练时可先用较粗的长针，待指力提高后，再用较细的长针。③本法适用于臀部、大腿及某些需用长针深刺透穴的腧穴。

3. 舒张进针法

【具体操作】 医者手指消毒，选定腧穴位置，局部皮肤常规消毒。医者押手食、中两指或拇、食两指将所刺腧穴部位的皮肤撑开绷紧，刺手持针，使针从押手食、中两指或拇、食两指的中间快速刺入腧穴皮下（图2-10）。

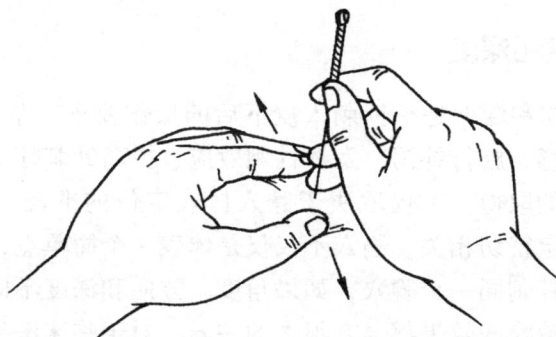

图 2-10 舒张进针法

【注意事项】 ①本法适用于皮肤较松弛部位（如腹部）的腧穴。②本法对刺手指力的要求相当高，平时应经常进行纸垫练针，以便顺利进针。

4. 提捏进针法

【具体操作】 医者手指消毒，选定腧穴位置，局部皮肤常规消毒。医者押手拇、食两指提捏起所刺腧穴两旁的皮肤，刺手持针，从提捏起的腧穴上端快速刺入（图2-11）。

【注意事项】 ①本法多用于皮肉浅薄处的腧穴。②本法对刺手指力要求很高，除了平时加强纸垫练针之外，实训时可先用1寸的毫针练习，待指力提高后，再用1.5寸的毫针练习。

（三）针管进针法

【具体操作】医者手指消毒，选定腧穴位置，局部皮肤常规消毒，将针先插入用玻璃、塑料或金属制成的比针短 0.3 寸左右的针管内，置于腧穴皮肤上，押手压紧管针，刺手食指对准针柄叩击，使针尖迅速刺入皮肤，然后将针管去掉，再将针刺入腧穴内（图 2-12）。

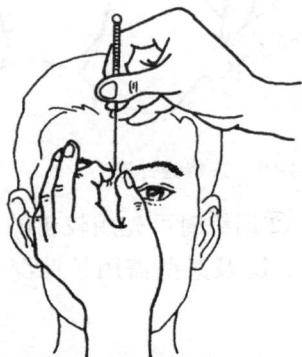

图 2-11　提捏进针法　　　　　图 2-12　针管进针法

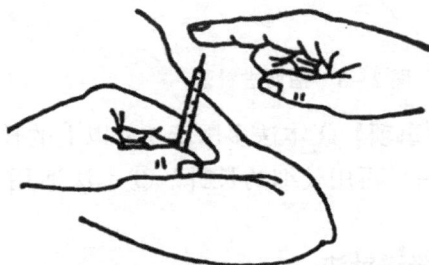

【注意事项】①本法进针不痛，多适用于儿童和惧针者。②为提高刺手叩击的力度和准确度，平时可加强刺手叩击物体的练习。

三、针刺的角度和深度

针刺的角度、方向和深度是毫针刺入皮下后的操作要求。掌握正确的针刺角度、方向和深度是获得针感、施行补泻、发挥针刺效应、提高针刺疗效、防止针刺意外发生的关键。针刺疗效的取得，不仅取决于腧穴体表定位的准确，还与恰当的针刺角度、方向和深度的确定密切相关。腧穴不仅仅是体表一个简单点，临床应用时应有一个立体的腧穴概念。针刺同一个腧穴，如果角度、方向和深度不同，那么刺入的组织结构、产生的针感和治疗的效果都会有很大的差异。对于临床医生来说，针刺操作的熟练程度，与其能否恰当地掌握针刺的角度、方向和深度密切相关。临证时所取的针刺角度、方向和深度，主要根据施术部位、治疗需要、患者体质体形等具体情况灵活选择。

针刺的角度、方向和深度相辅相成，一般深刺多用直刺，浅刺多用斜刺或平刺。对延髓部、眼区、胸腹、背腰部等内有重要脏腑、器官的腧穴，施针者更要掌握好针刺的角度、方向和深度，以防意外。

（一）针刺角度

针刺的角度是指针刺时针身与皮肤表面形成的夹角（图 2-13）。

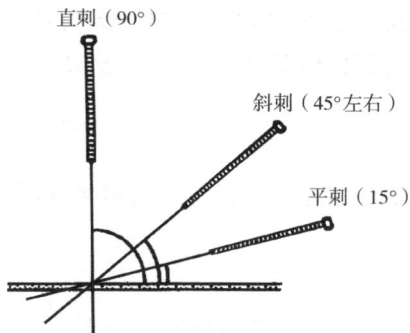

图 2 – 13　针刺的角度

1. 直刺

【具体操作】针身与皮肤表面成 90° 左右垂直刺入腧穴。

【适用范围】适用于人体大部分腧穴，尤其是肌肉丰厚部位的腧穴。

2. 斜刺

【具体操作】针身与皮肤表面成 45° 左右倾斜刺入腧穴。

【适用范围】适用于肌肉浅薄部位或内有重要脏器部位不宜直刺、深刺的腧穴，以及在关节部位的腧穴，也适用于施行某些行气、调气手法。

3. 平刺

【具体操作】平刺即横刺、沿皮刺，针身与皮肤表面成 15° 左右沿皮刺入腧穴。

【适用范围】适用于皮薄肉少部位的腧穴，如头部、颜面部、胸骨部的腧穴等，也适用于横透刺法、头皮针法和腕踝针法等。

（二）针刺深度

针刺深度是指针身刺入腧穴内的深度。针刺深度应以既有针下气至的感觉，又不伤及组织器官为原则。针刺深度还必须结合患者的年龄、体质、病情、腧穴部位的解剖特点、经脉循行深浅、季节时令、术者针法经验和得气的需要等诸多因素综合考虑。

1. 年龄

年老体弱、气血衰退，小儿娇嫩、稚阴稚阳，均不宜深刺。中青年身强体壮，血气方刚，可按需要适当深刺。

2. 体质

患者的体质体形，有肥瘦、强弱之分。《素问·三部九候论》指出："必先度其形之肥瘦，以调其气之虚实，实则泻之，虚则补之。"张志聪亦强调："知形之肥瘦，则知用针之深浅。"《灵枢·逆顺肥瘦》指出刺肥人，深而留之；刺瘦人，浅而疾之。由此可见，形瘦体弱者，宜浅刺；形盛体强者，可适当深刺。

3. 病情

《灵枢·卫气失常》指出："夫病变化，浮沉深浅不可胜穷，各在其处。病间者浅之，甚者深之，间者小之，甚者众之，随变而调气……"《灵枢·终始》有言："脉实者，深刺之，以泄其气；脉虚者，浅刺之，使精气无得出，以养其脉，独出其邪气。"明确了针刺深浅必须根据病性病机辨证地选择。一般阳证、表证、新病宜浅刺；阴证、里证、久病宜深刺。

4. 部位

肌肉浅薄或内有重要脏器部位宜浅刺，如头面和胸背部腧穴等；肌肉丰厚之处宜深刺，如四肢和臀腹部腧穴等。

5. 经络

经络在人体的分布各异，属阴属阳亦有区别。一般认为经脉较深，刺经可深；络脉较浅，刺络宜浅；阳经属表，刺宜浅，阴经属里，刺宜深。《灵枢·阴阳清浊》云："刺阴者，深而留之；刺阳者，浅而疾之。"一般循行于肘臂、腿膝部位的经脉较深，宜深刺；循行于腕踝、指趾部位的经脉较浅，宜浅刺。

6. 手法

《医学入门》载："补则从卫取气，宜轻浅而针，从其卫气，随之于后而济其虚也；泻则从荣，弃置其气，宜重深而刺，取其荣气迎之于前，而泻夺其实也。"《难经·七十一难》云："刺荣无伤卫，刺卫无伤荣。"针刺手法中的深浅要心中有数，有的放矢。若当深反浅，则未及于营而反伤卫；相反，若当浅反深，则诛伐太过而损于营。

7. 时令

人体与时令息息相关，针刺也必须因时而异。《素问·诊要经终论》载"春夏秋冬，各有所刺"。《灵枢·本输》指出："春取络脉诸荣大经分肉之间，甚者深取之，间者浅取之。夏取诸俞孙络肌肉皮肤之上。秋取诸合，余如春法。冬取诸井诸俞之分，欲深而留之。"所以，春夏宜浅刺，秋冬宜深刺，是《难经·七十难》"春夏者，阳气在上，人气亦在上，故当浅取之；秋冬者，阳气在下，人气亦在下，故当深取之"的教导。

8. 针感

施针时酸麻胀痛感强烈者，针刺应当浅些；感应迟钝或感应小者，针刺应当深些。正如《针灸大成》所说："凡刺浅深，惊针则止。"总之以得气为度。

四、针刺得气

（一）得气的概念

得气也称针感、气至或针刺感应。得气是指毫针刺入腧穴一定深度后通过施以一定的行针手法，使针刺腧穴部位产生经气感应，而这种感应就叫得气。

（二）得气的意义

针刺得气是针刺取效的基础和实施补泻手法的前提。针刺的根本作用在于通过针刺腧穴，激发经气运行，调整阴阳，补虚泻实，从而达到治病的目的。《灵枢·九针十二原》提出："刺之要，气至而有效。"《针经指南·标幽赋》亦指出："气速至而速效，气迟至而不治。"这都说明针刺气至，针刺治疗的效果才能好。

（三）得气的指征

得气的指征一般归纳为两方面，一是患者对针刺的感觉或反应，一是术者刺手指下的感觉。《素问·离合真邪论》中描述得气："吸则内针，无令气忤；静以久留，无令邪布；吸则转针，以得气为故。"《针经指南·标幽赋》中叙述得气："气之至也，若鱼吞钩饵之沉浮；气未至也，似潜处幽堂之深邃。"

1. 被针者针感

被针者针感指接受针刺者的主观感觉和反应，包括酸、麻、重、胀、热、凉、触电感、蚁走感、气流感、跳跃感、水波感和不自主的肢体活动，以及某些疼痛感等反应。感觉的性质与机体反应性、疾病的性质和针刺部位均密切相关，会因人、部位、时间、疾病等的不同而不同。

2. 施针者针感

施针者针感指施针者的手下感觉或观察到的现象。针刺得气后，有的针下可由原来的轻松虚滑，慢慢地变为沉紧，出现如鱼吞钩饵等手感；有的触摸腧穴周围，可感到肌肉由原来的松弛变为紧张；有的还会感到肌肉跳跃或蠕动；有的原来因病而痉挛的肌肉可由紧张变为松弛等，比如得气后患者由蹙眉、咧嘴、呼喊等痛苦表情转为平静；有的针刺局部或经脉循行部位还会出现出汗、红晕、汗毛竖立、起鸡皮疙瘩等现象。

五、行针手法

针刺后为了使患者产生针感，或进一步调整针感的强弱，以及使针感向某一方向扩散、传导而采取的操作方法，称为"行针"，亦称"运针"。行针手法分为基本手法和辅助手法两类。毫针行针手法以提插、捻转为基本操作，临证时可按需选用相应的辅助手法。施行行针基本手法和辅助手法，主要是促使针后气至或加强针刺感应，以疏通经络气血，达到防治疾病的目的。

（一）基本手法

基本手法包括提插法和捻转法两种，两者既可单独应用，又可配合使用。

1. 提插法

【具体操作】将针刺入腧穴一定深度后，刺手拇、食指捏持针柄，中指或无名指抵住针穴旁皮肤，施以上提下插的操作手法。使针由浅层向下刺入深层的操作称为插，由深层向上引退至浅层的操作称为提，如此反复地上下纵向运动的行针手法，即为提插法（图2-14）。提插幅度以0.3~0.5寸为宜，提插频率以每分钟60次左右为宜。通常认为行针时提插的幅度大、频率快，刺激量就大；反之，提插的幅度小、频率慢，刺激量就小。

【注意事项】①提插幅度的大小、层次的变化、频率的快慢和操作时间长短，应根据患者的体质、病情、腧穴部位和针刺目的等灵活操作。②使用提插法时的指力应均匀一致，幅度不宜过大，一般以 0.3~0.5 寸为宜，频率不宜过快，每分钟 60 次左右，同时保持针身垂直，不改变针刺角度、方向。

2. 捻转法

【具体操作】将针刺入腧穴一定深度后，刺手拇、食指捏持针柄，中指或无名指抵住针穴旁皮肤，施以向前向后捻转的操作手法。这种使针在腧穴内反复前后来回地旋转的行针手法，称为捻转法（图 2-15）。捻转角度应掌握在 180°~360°，一般认为捻转角度大、频率快，其刺激量就大；捻转角度小、频率慢，其刺激量则小。

【注意事项】①使用捻转法时，指力要均匀一致，角度要适当，一般应掌握在 180°~360°，不能单向捻针，否则针身易被肌纤维等缠绕，引起局部疼痛或导致滞针，同时注意不改变针刺角度、方向和深度。②捻转幅度的大小、频率的快慢和操作时间的长短，需根据患者的体质、病情、腧穴部位和针刺目的等灵活操作。

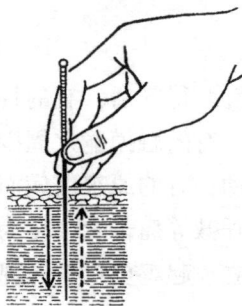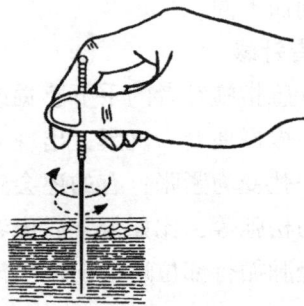

图 2-14　提插法　　　　　　　图 2-15　捻转法

（二）辅助手法

辅助手法是行针基本手法的补充，是以促使得气、加强针刺感应和行气为目的的操作手法。临床常用的行针辅助手法有循法、弹法、刮法、摇法、飞法、震颤法。

1. 循法

【具体操作】针刺后，医者用指顺着经脉的循行径路在腧穴的上下部轻柔循按以激发经气的运行，促使得气（图 2-16）。

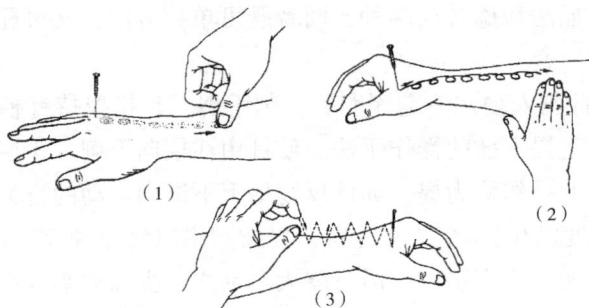

（1）　　　　　　　　　　　（2）

（3）

图 2-16　循法

【注意事项】操作时力度要适中、柔和，用力过轻则达不到目的，用力过重则阻碍经气循行，使肌肉紧张度增加，产生疼痛。

2. 弹法

【具体操作】在留针过程中，医者以手指轻弹针尾或针柄，使针体微微振动，以加强针感，助气运行（图2-17）。

【注意事项】操作时力度以达到微微振动针体即可，以免用力过猛引起弯针、滞针。

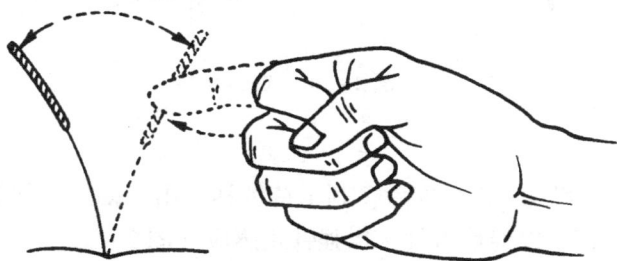

图2-17 弹法

3. 刮法

【具体操作】毫针刺入一定深度后，医者以拇指或食指的指腹抵住针尾，用拇指、食指或中指指甲由下而上或由上而下频频刮动针柄，促使得气（图2-18）。

【注意事项】注意保持针的角度和深度不改变。

4. 摇法

【具体操作】毫针刺入一定深度后，刺手持针柄，将针轻轻摇动，以行经气（图2-19）。

【注意事项】注意摇动幅度不宜过大。

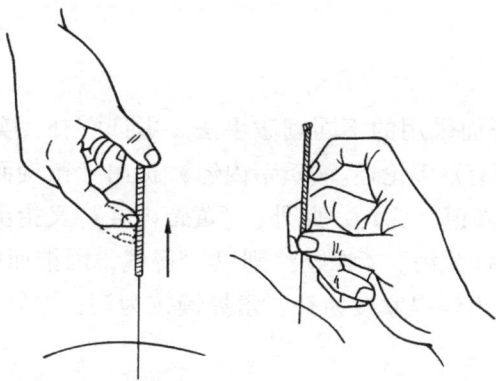

图2-18 刮法

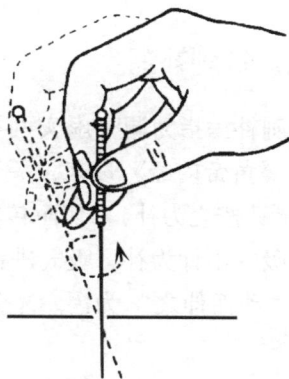

图2-19 摇法

5. 飞法

【具体操作】毫针刺入一定深度后，刺手拇指、食指持针柄，细细捻搓数次，然后张开两指，一搓一放，反复数次，如同飞鸟展翅，以催气、行气，增强针感（图2-20）。

【注意事项】注意手法柔和协调，以免过猛，引起滞针疼痛。

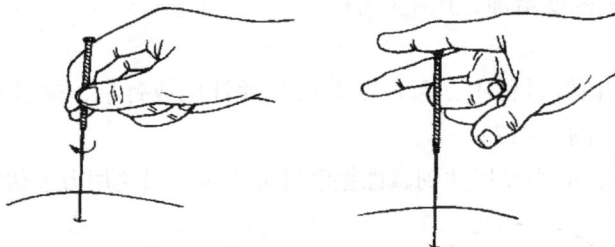

图 2-20　飞法

6. 震颤法

【具体操作】毫针刺入一定深度后，刺手持针柄，用小幅度、快频率的提插、捻转手法，使针身轻微震颤，以促使得气，增强针刺感应（图 2-21）。

【注意事项】注意手法宜轻柔而幅度小，以免大幅度颤动和震摇，引起疼痛或滞针。

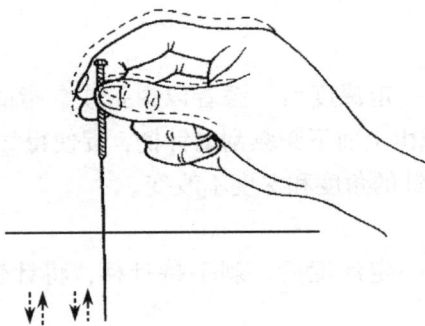

图 2-21　震颤法

六、针刺补泻

针刺补泻指为调整虚实两类不同病证而采用的不同刺激手法。虚证宜补，实证宜泻。自《黄帝内经》以来，关于针刺补泻有众多论述。《黄帝内经》提出"微旋而徐推之"、出针按之为补，"切而转之""摇大其道"为泻。此外，《黄帝内经》又指出呼气进针、吸气出针为补，吸气进针、呼气出针为泻。《难经》则以"得气，因推而内之"为补，"动而伸之"为泻。《金针赋》提出慢提紧按为补，紧提慢按为泻；左转为补，右转为泻。

（一）单式补泻手法

1. 捻转补泻

【具体操作】针下得气后，拇指、食指持针柄，在针下得气处反复施行捻转手法，拇指向前、食指向后力度重，拇指向后、食指向前力度轻，捻转角度小、频率慢，操作时间短者为补法（图 2-22）。针下得气后，拇指、食指持针柄，在针下得气处反复施行捻转手法，拇指向后、食指向前力度重，拇指向前、食指向后力度轻，捻转角度大、频率快，操作时间长者为泻法（图2-23）。

【注意事项】 捻转的角度一般掌握在90°~360°，防止向一个方向捻转引起滞针。

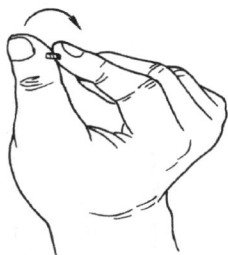

图2-22 捻转补法　　　　　　　图2-23 捻转泻法

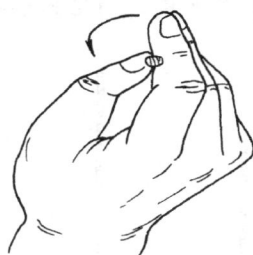

2. 提插补泻

【具体操作】 针下得气后，拇指、食指持针柄，中指或无名指抵住针穴旁皮肤，先浅后深，重插轻提，提插幅度小、频率慢，操作时间短者为补法（图2-24）。针下得气后，拇指、食指持针柄，中指或无名指抵住针穴旁皮肤，先深后浅，轻插重提，提插幅度大、频率快，操作时间长者为泻法（图2-25）。

【注意事项】 提插的幅度一般掌握在0.3~0.5寸，防止过深伤及内部脏器。

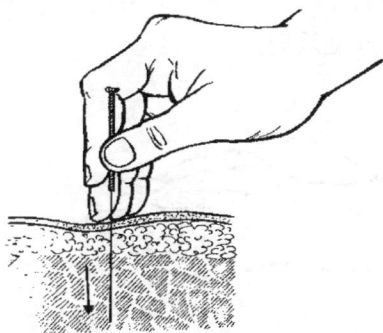

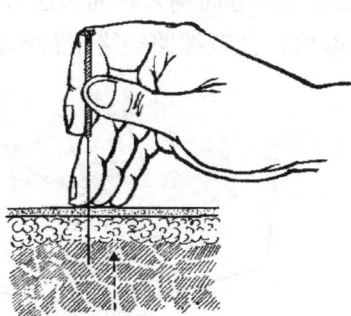

图2-24 提插补法

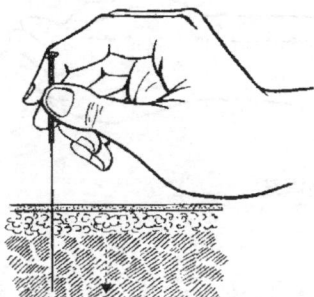

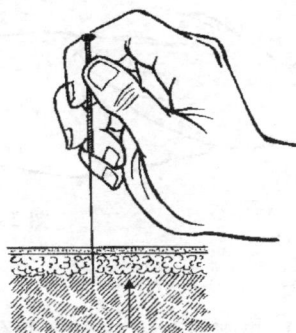

图2-25 提插泻法

3. 疾徐补泻

【具体操作】进针时徐徐刺入，少捻转，疾速出针者为补法（图 2-26）。进针时疾速刺入，多捻转，徐徐出针者为泻法（图 2-27）。

【注意事项】操作时注意体现徐疾速度及捻转频率。

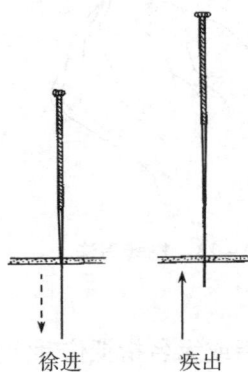

徐进　　疾出　　　　　　疾进　　徐出

图 2-26　疾徐补法　　　　　　图 2-27　疾徐泻法

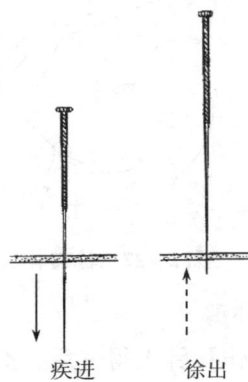

4. 迎随补泻

【具体操作】进针时针尖随着经脉循行的方向刺入者为补法（图 2-28），进针时针尖迎着经脉循行的方向刺入者为泻法（图 2-29）。

【注意事项】注意按照经络走行施行，防止迎随反向。

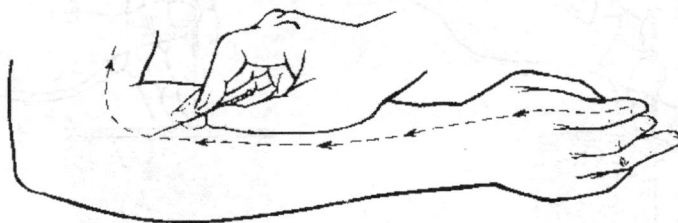

图 2-28　迎随补法

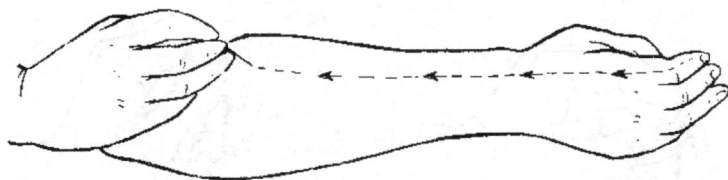

图 2-29　迎随泻法

5. 呼吸补泻

【具体操作】患者呼气时进针，吸气时出针为补法（图 2-30）。患者吸气时进针，呼气时出针为泻法（图 2-31）。

【注意事项】注意患者呼吸，配合进针与出针。

呼气进针 吸气出针

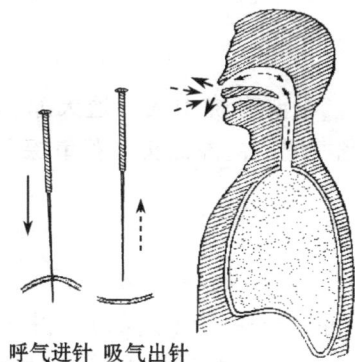

图2-30 呼吸补法

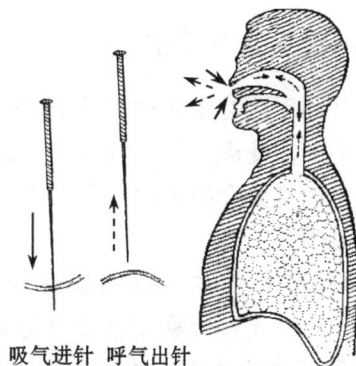

吸气进针 呼气出针

图2-31 呼吸泻法

6. 开阖补泻

【具体操作】出针后迅速按压针孔为补法（图2-32），出针时摇大针孔而不按压针孔为泻法（图2-33）。

【注意事项】补法时要迅速按压针孔，泻法时要摇大针孔而不按。

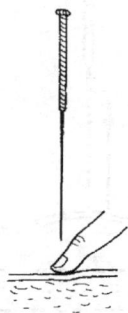

图2-32 开阖补法

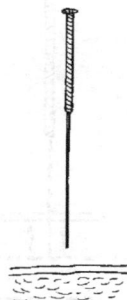

图2-33 开阖泻法

7. 平补平泻

【具体操作】进针得气后均匀地提插、捻转后即出针为平补平泻法（图2-34）。

【注意事项】注意动作均匀、协调一致。

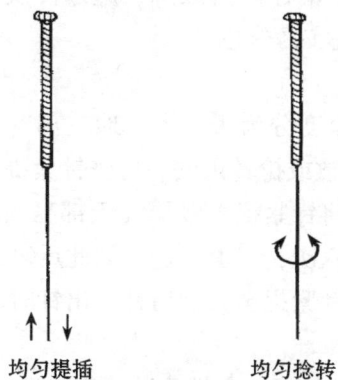

均匀提插

均匀捻转

图2-34 平补平泻法

（二）复式补泻手法

复式补泻手法是由多种单式补泻手法组合而成，主要有烧山火、透天凉、阴中隐阳、阳中隐阴、龙虎交战，以及飞经走气四法的青龙摆尾、白虎摇头、苍龟探穴、赤凤迎源等。下面主要介绍烧山火和透天凉。

1. 烧山火

【具体操作】将腧穴可刺深度分为天、人、地三部（浅、中、深三层）。针至浅层（天部），得气后行紧按慢提9数或捻转补法；再针至中层（人部），得气后行紧按慢提9数或捻转补法；然后针至深层（地部），得气后行紧按慢提9数或捻转补法；继之将针退至浅层（天部），称为1度。每部均行针九次，三进一退，如此反复，使针下产生热感。在操作过程中，可配合呼吸补法，可在天部留针，出针后按压针孔（图2-35）。

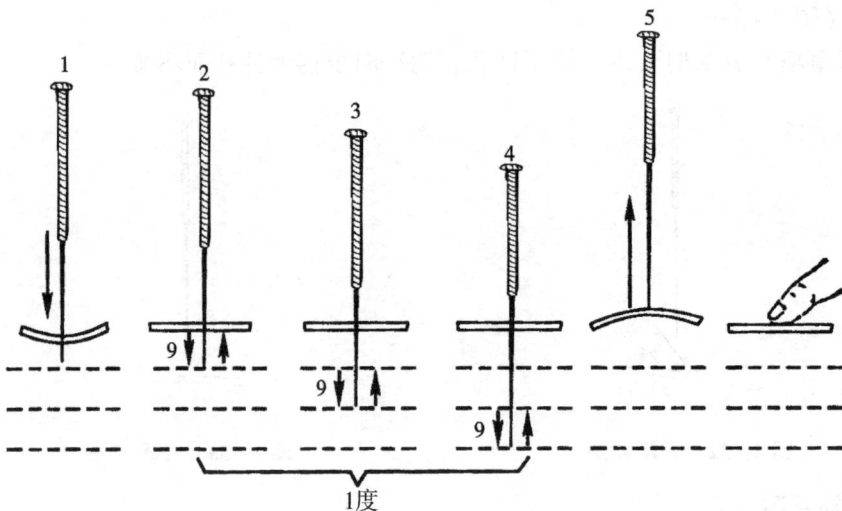

图2-35 烧山火

【临床应用】烧山火多用于治疗冷痹顽麻、虚寒性疾病等。《素问·针解》提出："刺虚则实之者，针下热也，气实乃热也。"

2. 透天凉

【具体操作】将腧穴可刺深度分为天、人、地三部（浅、中、深三层）。针至深层（地部），得气后行紧提慢按6数或捻转泻法；再将针紧提至中层（人部），得气后行紧提慢按6数或捻转泻法；然后将针紧提至浅层（天部），得气后行紧提慢按6数或捻转泻法，称为1度。每部均行针六次，三退一进，如此反复，使针下产生凉感。在操作过程中，可配合呼吸补法，可将针紧提至天部留针，出针时摇大针孔，同时不按针孔（图2-36）。

【临床应用】透天凉适用于热痹、急性痈肿等实热性病证。

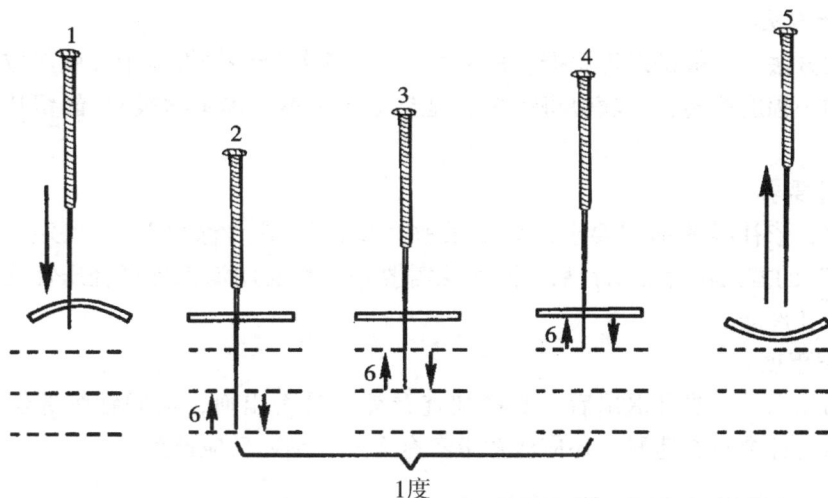

图 2 - 36　透天凉

七、留针和出针

（一）留针

将毫针刺入腧穴，行针得气并施以补泻手法后，将针留置在腧穴内称为留针。留针是毫针刺法的一个重要环节，对于提高针刺治疗效果有重要作用。通过留针，可以加强针刺感应和延长刺激作用，起到候气和调气的目的。针刺得气后留针与否及留针时间长短，应根据患者体质、病情及腧穴位置等而定。一般病证只要针下得气并施以适当补泻手法后，即可出针或留针 10 ~ 20 分钟。对于一些特殊病证，如慢性、顽固性、痉挛性疾病，可适当延长留针时间；对于某些急腹症、破伤风、角弓反张者，必要时可留针数小时；对于老人、小儿和昏厥、休克、虚脱患者，则不宜久留针。留针方法主要有静留针和动留针两种。

1. 静留针

静留针是留针期间不再行针的方法。《素问·离合真邪论》有"静以久留"之说，即针下气至后，让针自然地留置腧穴内，其间不再行针，时间够后即可出针。静留针多用于对针感耐受性较差的患者及慢性、虚弱性病证，病情属虚或寒而需行补法时，按"寒则留之"也可用本法。

2. 动留针

动留针是指在留针过程中间歇性行针的方法，又称间歇行针法。本法的主要作用是增强针刺感应，达到补虚泻实的目的。此法还可用于针后经气不至者，可边行针催气，边留针候气，直待气至，用以提高临床疗效。

（二）出针

出针是毫针刺法的最后一个操作程序，表示针刺结束。

1. 出针方法

出针的方法，一般是以押手拇、食两指持消毒干棉球轻轻按压于针刺部位，刺手持针做轻微的小幅度捻转，并随势将针缓缓提至皮下（不可单手猛拔），静留片刻，然后出针。

2. 出针要求

出针时，依补泻的不同要求，分别采取"疾出"或"徐出"及"疾按针孔"或"摇大针孔"的方法出针。出针后，除特殊需要外，都要用消毒棉球轻压针孔片刻，以防出血或针孔疼痛。

3. 注意事项

防止粗暴出针。当针退出后，要仔细查看针孔是否出血，询问针刺部位有无不适感，检查核对针数有否遗漏，还应注意患者有无晕针延迟反应征象。

八、针刺异常情况的预防和处理

一般来说，针刺是一种既简便又安全的治疗方法。但在针灸临床实践中，若操作不当、疏忽大意等也会出现晕针、滞针、弯针、折针、针后异常感、损伤内脏等异常情况。因此，必须了解针刺异常情况的原因和现象，掌握行之有效的预防和处理方法，以减少或避免针刺异常情况的发生。现就常见的针刺异常情况的预防与处理介绍如下。

（一）晕针

原因：患者体质虚弱、精神紧张；饥饿、大汗、大泻、大出血者；体位不当；术者在针刺时手法过重；诊室闷热，或过于寒冷等。

现象：晕针是指在针刺过程中，患者突然出现头晕、目眩、心慌、恶心，甚至晕厥的现象。

处理：①轻度晕针：立即停止针刺，迅速全部出针，将患者扶至空气流通处平卧，让其抬高双腿，头部放低（不用枕头），静卧片刻即可。若患者仍感不适，给予温开水或热茶饮。②重度晕针：立即去针后平卧，如情况紧急，可令其直接卧于地板上。可刺人中、素髎、内关、足三里等穴，亦可灸百会、气海、关元等穴。此时艾灸百会穴，有较好的效果。方法是用艾条，在百会穴做雀啄式温灸，直至患者知觉恢复，症状消退，注意艾条不宜离头皮太近，以免烫伤。若仍不省人事、呼吸微弱、脉细弱者，可配合施行人工呼吸、心脏按压、注射强心剂等措施。

预防：对于初次接受针刺治疗的患者，特别是精神紧张者，要先做好解释工作，消除其对针刺的恐惧心理。对于体质虚弱、大汗、大泻、大出血等患者，取穴宜精，手法宜轻。对于饥饿或过度疲劳者，应待其体力恢复、进食后再行针刺。注意患者体位的舒适自然，尽可能选取卧位。注意室内空气流通，消除过冷、过热因素。医生在治疗过程中，应守神入微，密切观察患者的神态，随时询问其感觉，如有不适，立刻处理。

（二）滞针

原因：针刺入腧穴后，引起局部的肌肉痉挛；进针后患者移动体位；术者向单一方向捻太过使肌纤维缠绕于针身等。

现象：在行针或出针时，医者捻转、提插和出针均感困难，若勉强行捻转、提插，患者痛不可忍。

处理：因患者精神紧张而致肌肉痉挛引起的滞针，医者须做好耐心解释，消除其紧张情绪。因患者体位移动引起的滞针，需帮助其恢复原来体位。因单向捻转过度引起的滞针，需向反方向捻转，同时可用手指在滞针邻近部位做循按手法，或弹动针柄，或在针刺邻近部位再刺一针，以宣散邪气，解除滞针。

预防：对于初诊和精神紧张者，须做好耐心解释，消除其紧张情绪。针刺时选择较舒适的体位，避免留针时移动体位。痉挛性疾病行针时手法宜轻巧，不可捻转角度过大。若用搓法，应注意防止滞针。

（三）弯针

原因：医者手法不熟悉，进针用力过猛；进针后患者改变体位；外力碰击或压迫针柄；针刺部位处于痉挛状态；滞针处理不当等。

现象：针柄改变了进针时或留针时的方向和角度，医者提插、捻转和出针均感困难，患者感觉针刺部位疼痛。

处理：出现弯针后，不可再行手法，切忌强行拔针、猛退针，以防引起折针、出血等。因体位移动引起的弯针，须先恢复原来体位，待局部放松后才可退针。若针身弯曲度较小，可按一般的起针方法，随弯针的角度将针慢慢退出。若针身弯曲度大者，可顺着弯曲的方向轻微地摇动退针。若针身弯曲不止一处，须结合针柄扭转倾斜的方向逐次分段退出。

预防：医者手法要熟练、轻巧，避免进针过猛、过速。患者的体位选择应适当，留针期间不可移动体位。防止针刺部位和针柄受外力碰压。另外，针刺痉挛状态的部位时尤宜慎重。

（四）断针

原因：针具选择不当或使用劣质针具；针刺或留针时患者改变了体位；针刺时将针身全部插入；行针时强力提插、捻转，引起肌肉痉挛；遇弯针、滞针等异常情况时处理不当，并强行出针；外力碰撞，压迫针柄等。

现象：在行针、出针时，发现针身折断，或部分针身浮露于皮肤之外，或全部没于皮肤之下。

处理：医者应冷静、沉着，并告诫患者不要恐惧，保持原有体位，以防残端向深层陷入。若残端尚有部分露于皮肤之外，可用镊子钳出。若残端与皮肤相平或稍低，而折面仍可见，可用左手拇、食指垂直向下按压针孔两旁皮肤，使残端露于皮肤之外，右手持镊子将针拔出。若残端深入皮下，须采用外科手术方法取出。

预防：针刺前必须仔细检查针具，尤其是针根部位。选择的毫针长度必须大于应行针深度，针刺时切勿将针身全部刺入腧穴，更不能进针至针根，应留部分针身在体外。

行针和退针时，如果发现有弯针、滞针等异常情况，应及时处理，不可强力硬拔。做针罐治疗时，要注意不要让罐抵住针柄。

（五）血肿

原因：针尖弯曲带钩，使皮肉受损；针刺过程中刺伤血管；患者凝血机制障碍。

现象：出针后针刺部位出血或肿胀疼痛，甚见皮肤呈青紫等现象。

处理：出血者，可用干棉球长时间按压。若微量的皮下出血而出现局部小块青紫，一般不必处理，可自行消退。若局部肿胀疼痛较剧，青紫面积大，且影响活动功能，应在24小时内先做冷敷止血，24小时之后再做热敷，使局部瘀血吸收消散。

预防：术前详细检查针具，熟悉腧穴解剖结构，避开血管针刺。针刺时避免针刺手法过重，并嘱咐患者不可随意移动体位。分层延时出针，出针时立即用消毒干棉球按压针孔。有出血倾向者，针刺时要慎重。

（六）创伤性气胸

原因：针刺胸部、背部和锁骨附近等肺脏周围的腧穴过深，刺伤胸膜，使胸膜腔内气体积聚，从而造成气胸。

现象：患者突感胸闷、胸痛、心悸、气短，严重者唇甲发绀、冷汗、呼吸困难、烦躁，甚至出现血压下降、休克等危急现象。体格检查时，视诊可见患侧肋间隙变宽、胸廓饱满，叩诊患侧呈鼓音，听诊患侧呼吸音减弱或消失，触诊或可见气管向健侧移位。患侧胸部、颈部可因气留至皮下而出现握雪音。影像学检查可见肺组织被压缩。部分患者在出针后并不立即出现症状，而是经过一段时间才逐渐感到胸闷、疼痛、呼吸困难等。

处理：一旦发生气胸，应立即出针，并让患者采取半卧位休息。要求患者心情平静，切勿因恐惧而反转体位。一般漏气量少、病情轻的患者，可自然吸收。医者要密切观察，随时对症处理，如给予镇咳、消炎药物，以防止因咳嗽而加大创口，加重漏气和感染。对严重病例，如出现呼吸困难、发绀、休克等现象者，需立即组织抢救，如胸腔排气、少量慢速输氧、抗休克等。

预防：针刺治疗时，选择适当体位。对于胸腔周围腧穴，应根据患者体形严格掌握针刺的角度、方向和深度，不宜过大幅度施行提插手法。对于胸部、背部及缺盆部位的腧穴，最好用平刺或斜刺。

（七）刺伤内脏

原因：主要是术者缺乏解剖学和腧穴学知识，对腧穴和脏器的部位不熟悉，未能掌握正确进针的角度、方向和深度，导致针刺过深，或过度的行针，或用粗针施术，而刺伤内脏。

现象：刺伤心脏时，轻者可出现胸部强烈的刺痛，重者有剧烈的撕裂痛，引起心外射血，导致休克、死亡等危重情况。刺伤肝、脾时，可引起内出血，患者可感到肝区或脾区疼痛，或向背部放射痛，如出血过多，可出现腹痛、腹肌紧张，并有压痛及反跳痛等急腹症症状。刺伤肾脏时，可出现腰痛、肾区叩击痛、血尿，严重时血压下降、休克。刺伤胆囊、膀胱、胃、肠等空腔脏器时，可引起局部疼痛、腹膜刺激征或急腹症等。

处理：应密切观察，注意病情变化。一般症状轻浅者，静卧休息后即可自愈。损伤严重或出血明显者，应加用止血药，或局部冷敷止血，并注意血压变化。出现休克、腹膜刺激征时，应立即采取相应的抢救措施。

预防：掌握重要脏器区域的腧穴解剖位置与结构，明确腧穴下的脏器组织密度与层次。凡属脏器组织处的腧穴，都应避免深刺和过度行针。同时注意，若遇肝、脾、胆囊肿大及心脏扩大的患者，针刺胸、背、胁、腋部的腧穴时不宜深刺；若遇尿潴留、肠粘连的患者，针刺腹部的腧穴时不宜深刺。

（八）刺伤神经系统

针刺不当，可损伤脑、脊髓、内脏神经及四肢、头面的一些神经。

1. 刺伤脑或脊髓

原因：针刺颈项、背部腧穴（如风府穴、哑门穴、风池穴、华佗夹脊穴等）时，针刺过深或进针方向不当，均可伤及脑或脊髓，造成严重后果。

现象：误伤延髓时，可出现头痛、恶心、呕吐、抽搐、呼吸困难、休克和神志昏迷等症状，甚至危及生命。刺伤脊髓时，可出现触电样感觉向肢端放射、暂时性肢体瘫痪等，有时可危及生命。

处理：应立即出针。轻者安静休息，经过一段时间可自行恢复。重者应配合有关科室（如神经外科），及时抢救。

预防：凡针刺督脉第 12 胸椎以上腧穴及华佗夹脊穴，特别是风府、哑门、风池等穴时，都要认真掌握进针深度和进针方向。如风府穴、哑门穴不可向上斜刺，也不可针刺过深。行针时以捻转手法为主，不宜过度提插。

2. 刺伤周围神经

原因：在有神经干或主要分支分布的腧穴上，行针手法过重，刺激手法时间过长，操作手法不熟练，留针时间过长。

现象：针刺误伤周围神经，可立即出现触电样的放射感觉，甚至出现神经分布区的麻木、发热及痛觉、触觉、温觉减退等感觉障碍，或有不同程度的功能障碍、肌肉萎缩等。

处理：应该在损伤后立即采取治疗措施，轻者可采取艾灸、按摩等治疗措施，并嘱患者加强功能锻炼，重者应配合西医学措施进行处理。

预防：操作手法要熟练，针刺神经干或主要分支附近的腧穴时，手法宜轻，如有触电感、发麻时，勿继续提插捻转。行针手法不宜过重，刺激手法时间不宜过长，留针时间不宜过长。

九、针刺注意事项

1. 患者在过于饥饿、疲劳、精神过度紧张时，不宜立即进行针刺。对于身体瘦弱、气虚血亏的患者，针刺时手法不宜过强，并尽量选择卧位。

2. 妇女怀孕 3 个月以内者，不宜针刺小腹部的腧穴。怀孕 3 个月以上者，腹部、腰骶部腧穴也不宜针刺。在怀孕期间，应禁刺三阴交、合谷、昆仑、至阴等一些通经活血的腧穴。

3. 小儿囟门未合时，头顶部的腧穴不宜针刺。

4. 常有损伤后出血不止或自发性出血者，不宜针刺。

5. 皮肤有感染、溃疡、瘢痕或肿瘤的部位，不宜针刺。

6. 对胸、胁、腰、背等脏腑所居之处的腧穴，不宜直刺、深刺。心脏扩大、肺气肿及肝、脾肿大的患者更应注意。

7. 针刺眼区和项部的风府、哑门等穴和脊椎部的腧穴，要注意掌握一定的角度，不宜大幅度的提插、捻转和长时间的留针，以免伤及重要组织器官，发生严重的不良后果。

8. 对于尿潴留等患者，在针刺小腹部的腧穴时，应掌握适当的针刺方向、角度和深度等，以免误伤膀胱等器官。

第二节　灸　法

灸，灼烧的意思。灸法主要是借助灸火的热力给人体温热性的刺激，通过对经络腧穴的作用，达到防治疾病目的的一种方法。灸法具有温经散寒、扶阳固脱、消瘀散结、防病保健等作用。《医学入门》载"凡病药之不及，针之不到，必须灸之"，说明灸法有其独特的疗效。

施灸的原料有很多，最初人们采用的是普通树枝柴草，之后才选用艾叶作为主要灸料。艾是菊科蒿属的多年生草本植物，在我国各地均有生长，以蕲州产者为佳，故有"蕲艾"之称。艾叶气味芳香，辛温味苦，容易燃烧，火力温和，因此为施灸佳料。《名医别录》载"艾味苦，微温，无毒，主灸百病"。选用干燥的艾叶，捣制后除去杂质，即可制成纯净细软的艾绒，晒干后可贮藏备用。

一、常用灸法

常用的灸法种类很多，具体操作及注意事项如下。

（一）艾灸法

1. 艾炷灸

艾炷是用纯净的艾绒制成的大小不等的圆锥形小体。

艾炷的规格：艾炷的大小分 3 种规格，小号艾炷如麦粒大；中号艾炷如黄豆大或半个枣核大；大号艾炷如半个蚕豆大，通常炷高 1~2cm，炷底直径 1~1.5cm（图 2–37）。一般临床常用中号艾炷，炷高约 1cm，炷底直径约 0.8cm，可燃烧 3~5 分钟。

艾炷的制作：取纯净陈久的艾绒置于左手食指指腹上，用左手及右手的拇、食指边捏边旋转，捏成上尖下平的圆锥形小体。手工制作艾绒时要搓捻紧实，使之耐燃而不易爆裂（图2-38）。

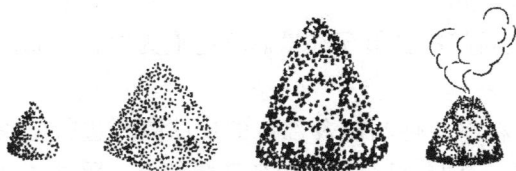

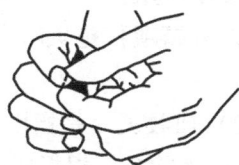

图2-37　艾炷　　　　　　　　　　图2-38　艾炷制作

艾炷灸是将艾炷放在穴位上施灸而达到治病目的的方法，可分为直接灸和间接灸两种。

（1）直接灸　是将大小适宜的艾炷直接放在皮肤上施灸的方法。若施灸时需使皮肤烧伤化脓且愈后留有瘢痕者，称瘢痕灸；若不使皮肤烧伤化脓且不留瘢痕者，称无瘢痕灸（图2-39）。

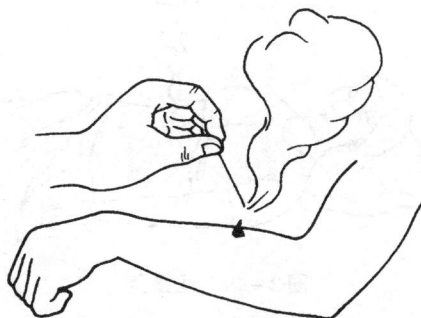

图2-39　直接灸

1）瘢痕灸

【具体操作】选择适宜体位，确定施灸腧穴位置；施灸前先在所灸腧穴部位涂少量大蒜汁，以增加黏附性和刺激作用；然后将大小适宜的艾炷置于腧穴上，从上端点燃艾炷施灸，当烧近皮肤时患者有灼痛感，可用手在腧穴四周拍打以减轻疼痛；艾炷燃尽后，除去灰烬，根据需要易炷依法再灸，直至灸完规定壮数；灸毕，在施灸部位上贴敷消炎药膏。一般情况下，灸后1周左右，施灸部位会化脓形成灸疮，5~6周灸疮会自行痊愈，结痂脱落后留下瘢痕。

【临床应用】临床常用于治疗哮喘、肺痨、瘰疬等慢性顽疾。

【注意事项】①施灸前必须征求患者同意。②每换1炷须涂蒜汁1次。③注意局部清洁，每天换药膏1次，以防感染。④灸后应注意休息，避免过度劳累，多食富含蛋白质的食物。

2）无瘢痕灸

【具体操作】选择适宜体位，确定施灸腧穴位置；施灸前先在所灸腧穴部位涂少量凡士林以增加黏附作用；然后将大小适宜的艾炷置于腧穴上，从上端点燃艾炷施灸；当艾炷燃剩 2/5 左右且患者感到微有灼痛感时，用镊子将艾炷移去，易炷再灸，直至灸完规定壮数。一般每穴灸 3 ~ 7 壮，以局部皮肤出现轻度红晕为度。

【临床应用】一般虚寒性病证均可采用此法。

【注意事项】施灸时密切观察，灸至局部皮肤出现红晕而不起疱为度，注意防止皮肤灼伤。

（2）间接灸　是指用药物或其他材料将艾炷与施灸部位的皮肤隔开进行施灸的方法，又称隔物灸。根据所隔药物或材料的不同，可分为隔姜灸、隔蒜灸、隔盐灸及隔附子饼灸等（图 2 - 40）。

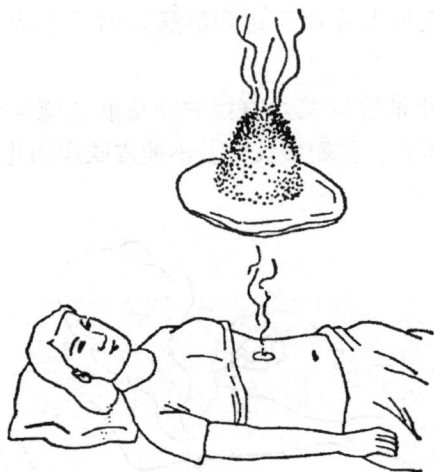

图 2 - 40　间接灸

1）隔姜灸

【具体操作】选择适宜体位，确定施灸腧穴位置；将鲜姜切成直径 2 ~ 3cm、厚 0.2 ~ 0.3cm 的薄片，中间以针刺数孔；将姜片置于应灸腧穴部位或患处，艾炷放在姜片上，点燃施灸；艾炷燃尽，根据需要易炷再灸，直至灸完规定壮数。

【临床应用】临床常用于因寒而致的呕吐、腹痛及风寒痹痛等。

【注意事项】及时易炷，以皮肤红晕而不起疱为度，注意防止灼伤。

2）隔蒜灸

【具体操作】选择适宜体位，确定施灸腧穴位置；将鲜大蒜头切成厚 0.2 ~ 0.3cm 的薄片，中间以针刺数孔（捣蒜成泥亦可）；将蒜片或蒜泥置于应灸腧穴部位或患处，艾炷放在蒜片或蒜泥上，点燃施灸；艾炷燃尽，根据需要易炷再灸，直至灸完规定壮数。

【临床应用】临床常用于治疗瘰疬、肺痨及未溃疮疡等病证。

【注意事项】及时易炷，以皮肤红晕而不起疱为度，注意防止灼伤。

3）隔盐灸

【具体操作】因本法只用于脐窝部，又称神阙灸。仰卧位，取神阙穴；用纯净干燥的食盐填平脐窝部，使其略高于脐，上置艾炷施灸，也可在盐上放置一薄姜片后再施灸；艾炷燃尽，根据需要易炷再灸，直至灸完规定壮数。

【临床应用】临床常用于治疗伤寒阴证、吐泻、中风脱证等，若用于回阳救逆固脱，需连续施灸，不拘壮数，以期脉起、肢温，症状改善。

【注意事项】及时易炷，以皮肤红晕而不起疱为度，注意防止灼伤。

4）隔附子饼灸

【具体操作】选择适宜体位，确定施灸腧穴位置；将附子粉末用黄酒调和，制成直径约3cm、厚约0.8cm的附子饼，中间以针刺数孔；将附子饼置于应灸腧穴部位或患处，艾炷放在附子饼上，点燃施灸；艾炷燃尽后，根据需要易炷再灸，直至灸完规定壮数。

【临床应用】临床常用于治疗命门火衰而致的阳痿、早泄或疮疡久溃不敛等病证。

【注意事项】及时易炷，以皮肤红晕而不起疱为度，注意防止灼伤。

2. 艾条灸

（1）悬起灸　是指将点燃的艾条悬于施灸部位之上一定距离进行熏烤的一种灸法，根据实际操作方法不同可分为温和灸、雀啄灸和回旋灸。

1）温和灸

【具体操作】选择适宜体位，确定施灸腧穴位置；将艾条的一端点燃，对准应灸的腧穴部位或患处，在距离皮肤2~3cm处进行熏烤，以患者局部有温热感而无灼痛为宜，一般每穴灸10~15分钟，至皮肤红晕为度（图2-41）。

【临床应用】一般应灸病证均可采用，多用于灸治慢性病证。

【注意事项】对于昏厥、局部感觉迟钝的患者或小儿，医者可将中、食两指置于施灸部位的两侧，术者用手指来测知患者局部的受热程度，以便随时调节施灸距离，掌握施灸时间，防止烫伤。

2）雀啄灸

【具体操作】选择适宜体位，确定施灸腧穴位置；将艾条的一端点燃，对准应灸的腧穴部位或患处，与皮肤的距离不固定，而是像鸟雀啄食一样，一上一下地活动进行施灸，以皮肤红晕为度（图2-42）。

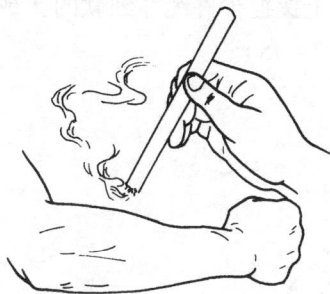

图2-41　温和灸

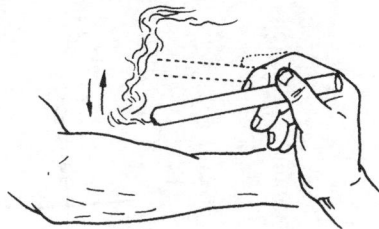

图2-42　雀啄灸

【临床应用】一般应灸病证均可采用，多用于灸治急性病证。

【注意事项】施灸时要集中精神，不要使燃端接触到局部皮肤，防止烫伤。

3) 回旋灸

【具体操作】选择适宜体位，确定施灸腧穴位置；将艾条的一端点燃，对准应灸的腧穴部位或患处，与皮肤保持一定距离，但位置不固定，而是均匀地向左右方向移动或反复旋转施灸，以皮肤红晕为度（图2-43）。

【临床应用】一般应灸病证均可采用，多用于灸治急性病证。

【注意事项】施灸时要集中精神，不要使燃端接触到局部皮肤，防止烫伤。

（2）实按灸　是指将点燃的艾条隔布或隔数层纸实按在穴位上的一种灸法，根据艾条内药物处方的不同可分为太乙针灸和雷火针灸。

【具体操作】选择适宜体位，确定施灸腧穴位置；在施灸腧穴部位或患处垫上布或数层纸，将太乙针或雷火针的一端点燃，趁热按在施灸部位上，若艾火熄灭，再燃再按，如此反复灸按，使热力透达深部（图2-44）。

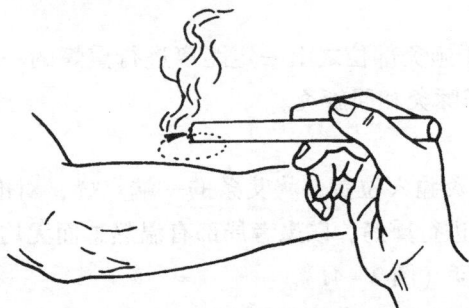 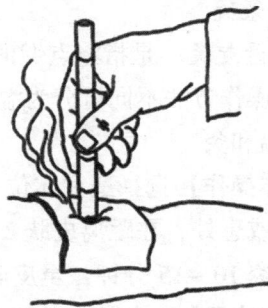

图2-43　回旋灸　　　　　　　　图2-44　实按灸

【临床应用】①太乙针灸用于治疗风寒湿痹、肢体顽麻、痿弱无力、半身不遂等。②雷火针灸大体与太乙针灸主治相同，另据《针灸大成》载其亦可"治闪挫诸骨间痛，及寒湿气痛而畏刺者"。

【注意事项】注意及时观察局部皮肤的烧灼情况，以免烫伤。

3. 温针灸

【具体操作】选择适宜体位，确定施灸腧穴位置；常规消毒，将针刺入腧穴得气后留针；在针柄上穿置一段长约2cm的艾条，或在针尾上搓捏少许纯净细软的艾绒，点燃施灸；艾条或艾绒燃尽后，除去灰烬，将针取出（图2-45）。

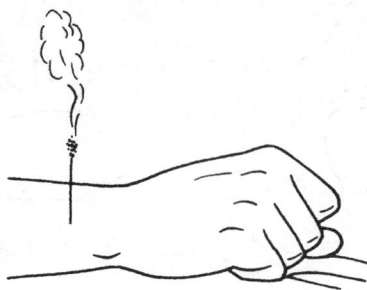

图2-45　温针灸

【临床应用】本法适用于既需要留针而又适宜用艾灸的病证。

【注意事项】注意防止艾火掉落烫伤患者或引燃周围物品。

4. 温灸器灸

使用温灸器（又名灸疗器）施灸的方法称温灸器灸。临床常用的温灸器有温灸盒、温灸筒等（图2-46、图2-47）。

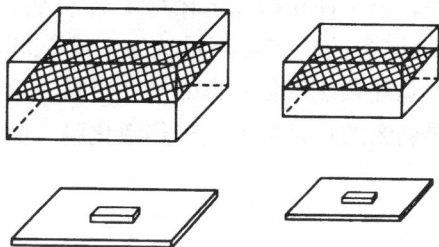

图2-46　温灸盒

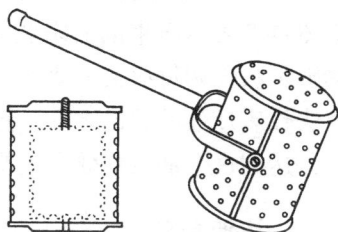

图2-47　温灸筒

【具体操作】选择适宜体位，确定施灸腧穴位置；将适量艾绒（可加药物）或艾条置于温灸器内，点燃后将温灸器置于应灸腧穴部位或患处施灸，以皮肤红晕为度。

【临床应用】适用于小儿、妇女及畏惧灸治者。

【注意事项】施灸时要集中注意力，及时询问患者局部皮肤的温热感觉，防止烫伤。

5. 热敏灸法

热敏灸法是近年来出现的利用腧穴热敏化现象进行治疗的新型灸法。此法利用热敏化腧穴的热刺激以激发经气运行，强调在艾灸治疗过程中产生感传活动。感传活动是人体经气运行的表现，是人体内源性调节功能被激活的标志。此法强调：灸之要，气至而有效。

（1）腧穴热敏化　机体在病理状态下，体表某些部位可产生一种反应，表现为对艾条温热刺激的敏感，这种现象称为腧穴热敏化现象，常见的腧穴热敏化现象有6种。①透热：灸热从施灸部位直接向深部组织穿透，甚至直达胸腹腔脏器。②扩热：灸热以施灸部位为中心向周围扩散。③传热：灸热从施灸部位开始沿某一方向传导。④局部不（微）热远部热：施灸部位不（微）热，而远离施灸部位的病所处感觉甚热。⑤表面不（微）热深部热：施灸部位的皮肤不（微）热，而皮肤下的深部组织甚至胸腹腔脏器感觉甚热。⑥产生其他非热感觉：施灸部位或远离施灸部位产生酸、胀、重、痛、麻、冷等非热感觉。

（2）操作方法　施行热敏灸法时，要保持环境安静，患者和术者心神安静，患者需要放松肌肉，均匀而慢的呼吸，术者要观察患者的反应，探寻热敏化现象，寻找热敏点（热敏化腧穴），使用艾条悬起灸施灸，并意守施灸点。艾条悬起灸法是热敏灸法的最佳灸法，这种灸法能充分激发经气的感传活动，从而达到疏通经络的目的。

取穴：根据病证，在相应的热敏化现象高发区寻找热敏点。点燃艾条，在距离高发区皮肤表面3cm左右的高度，施行回旋灸（或循经往返灸）探穴，当患者出现一种及以上热敏化现象时，该探查穴点即为热敏化腧穴。

具体操作：点燃艾条，在距离选定腧穴皮肤表面3cm左右的高度，施行回旋灸以温热局部气血，然后继行雀啄灸以加强热敏化现象，再行循经往返灸以激发经气传感，最后行温和灸以通经络，施行温和灸直至热敏现象消失。

灸量：即艾灸治疗时所用的施灸剂量。最佳灸量是以完成灸热感传为度的灸量。热敏灸法要求是敏消量足，即灸至热敏化现象消失为最佳艾灸时间与剂量。在施行热敏灸法时，每穴的施灸时间因人、因病、因穴而异，以个体化的热敏化现象消失为度，这是患病机体自身表达出来的需求灸量，所以是最适合的个体化充足灸量，即饱和消敏灸量。热敏灸法强调每次艾灸要达到个体化的消除腧穴热敏化状态的饱和灸量，这是保证热敏灸法临床疗效的关键之一，每次给予艾热刺激的量最终取决于热敏化腧穴的消敏或脱敏量，达到这个剂量疗效会更明显。

（二）其他灸法

其他灸法又称非艾灸法，是指以艾绒以外的材料作为施灸材料的灸治方法。临床常用的非艾灸法有灯火灸、天灸等。

1. 灯火灸

灯火灸又称灯草灸、油捻灸、十三元宵火、神灯照，是民间沿用已久的简便灸法。

【具体操作】选择适宜体位，确定施灸腧穴位置；取一根10~15cm的灯心草，蘸麻油或其他植物油，浸渍3~4cm，用棉纸吸去浮油，点燃灯心草，对准腧穴，迅速接触皮肤，听到"叭"的一声即迅速离开，如无爆焠之声可重复操作1次（图2-48）。

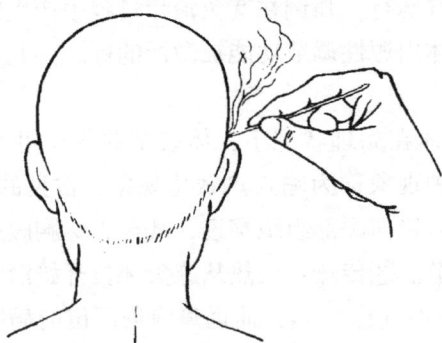

图2-48 灯火灸

【临床应用】临床上常用于治疗小儿痄腮、小儿脐风、胃痛、腹痛、痧胀等病证。

【注意事项】①灯心草蘸油不宜过多，燃火前用棉纸吸去浮油，以防点火后油滴下，烫伤皮肤。②灸后局部保持清洁，防止感染。

2. 天灸

天灸又称药物灸、发疱灸，是将具有刺激性的药物涂敷于腧穴部位或患处，促使局部皮肤充血、起疱的方法。所用药物多为单味中药，也有用复方者，临床上常用的有白芥子灸、蒜泥灸、斑蝥灸等。

（1）白芥子灸 将适量白芥子研成细末，用水调和成糊状，敷贴于腧穴部位或患处，敷 1~3 小时，以局部皮肤发红起疱为度。一般可用于治疗关节痹痛、口眼㖞斜、哮喘等病证。

（2）蒜泥灸　将大蒜捣烂成泥状，取 3~5g 贴敷于腧穴上，敷 1~3 小时，以局部皮肤发红起疱为度。如敷涌泉穴治疗咯血、衄血，敷合谷穴治疗扁桃体炎，敷鱼际穴治疗喉痹等。

（3）斑蝥灸　将南方大斑蝥或黄黑小斑蝥的干燥全虫研成细末，用醋或甘油、乙醇等调和成糊状。取一块医用胶布，中间剪黄豆大小的孔，贴在施灸部位以保护周围皮肤并暴露腧穴部位或患处，将少许制好的斑蝥置于孔中，上面再贴胶布固定，以局部起疱为度。临床用于治疗癣痒等病证。

二、施灸的顺序和灸法补泻

（一）施灸的顺序

临床上采用的施灸顺序一般是先灸上部，再灸下部；先灸阳经，再灸阴经。使用艾炷施灸时，壮数是先灸少而后灸多，艾炷是先灸小而后灸大。但不可过于拘泥于上述顺序，在特殊情况下可酌情施灸。例如，脱肛的灸治，可先灸长强以收肛，后灸百会以举陷。

（二）灸法补泻

《灵枢·背腧》载："以火补者，毋吹其火，须自灭也。以火泻者，疾吹其火，传其艾，须其火灭也。"《针灸大成·艾灸补泻》载："以火补者，毋吹其火，须待自灭，即按其穴。以火泻者，速吹其火，开其穴也。"以上是古人对施灸补泻操作方法的叙述。在临床上可根据患者的具体情况，结合腧穴性能，酌情运用补泻方法。

三、施灸的注意事项和禁忌

（一）施灸的注意事项

1. 施灸时，应详细介绍施灸过程，打消患者的恐惧感或紧张感。
2. 施灸时，应根据患者年龄、性别、体质、病情等情况，选择舒适并能充分暴露施灸部位的体位。
3. 施灸剂量应根据病情不同、个体不同而各不相同。
4. 施灸时，要注意防止艾火掉落灼伤患者，或烧坏衣服、被褥等。施灸完毕，必须把艾火彻底熄灭，以防复燃引起火灾。

（二）施灸的禁忌

1. 一般空腹、过饱、过劳、酒醉者，不宜施灸。
2. 颜面、五官、关节活动部位及有大血管的部位，不宜采用瘢痕灸。

3. 孕妇的腹部和腰骶部不宜施灸。

四、灸后处理

施灸后，患者局部皮肤出现微红灼热属于正常现象，无须处理。在施灸过程中，若灸量过大、施灸时间过长或操作不当（距离皮肤过近或艾火掉落到皮肤上），可导致皮肤灼伤，出现红肿热痛，严重时，局部出现皮损、起疱等。皮肤出现红肿热痛，立即用红花油或烫伤膏涂抹伤处和周围。皮肤出现小水疱，注意保护水疱，不要擦破，可任其自然吸收，一般数日即可吸收自愈。如水疱过大，可用消毒过的毫针刺破水疱，放出水液，或用注射器从水疱下方穿入，将渗出液吸出，再敷以消毒纱布，用胶布固定，一般数日可痊愈。接受化脓灸的患者，在灸疮化脓期间，要注意适当休息、加强营养、保持局部清洁，可用敷料保护灸疮，以防化脓部位感染。若处理不当，灸疮脓液呈黄绿色或有渗血现象，可用消炎药膏涂敷。

第三节　其他针法

一、三棱针法

三棱针法是用三棱针刺破腧穴或血络，放出适量血液，或挤出少量液体，或挑断皮下纤维组织，以治疗疾病的方法。其中，放出适量血液以治疗疾病的方法属刺络法。三棱针多由不锈钢制成，分针体、针柄两部分。针柄较粗呈圆柱形，针体呈三棱状，尖端三面有刃，针尖锋利。常用的规格有大号、中号、小号3种（表2-4，图2-49）。

表2-4　三棱针规格表

针号	直径	针长
大号	2.6mm	65mm
中号	2mm	65mm
小号	1.6mm	65mm

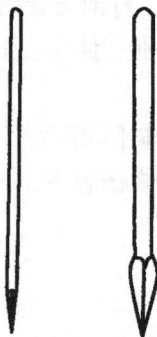

图2-49　三棱针

（一）准备工作

1. 准备器具：消毒的三棱针、针盒、镊子、75%乙醇棉球、医用胶布、2%碘酒棉球、消毒干棉球等。

2. 选择适宜的体位，确定针刺的部位或腧穴。

3. 医者手指及针刺部位常规消毒。

（二）操作方法

1. 持针方法

一般医者右手持针，用拇、食两指捏住针柄，中指指腹紧靠针身下端，针尖露出3~5mm。

2. 针刺方法

三棱针法分为点刺法、散刺法、刺络法、挑刺法4种。

（1）点刺法　是点刺腧穴放出适量血液或挤出少量液体以治疗疾病的方法。操作时，医者先在点刺部位上下用手指向点刺处推挤、揉按，使点刺部位充血。继而常规消毒，再用押手拇、食、中三指夹紧被刺部位，刺手持针对准已消毒的部位刺入2~3mm，快进快出，轻轻挤压针孔周围使出血少许，然后用消毒干棉球按压针孔止血（图2-50）。此法多用于四肢末端、耳部、头面部的腧穴，如十宣、十二井穴、攒竹、上星、太阳、印堂等。

（2）散刺法　又称豹纹刺，是在病变局部及其周围进行连续点刺以治疗疾病的方法。操作时，根据病变部位大小的不同，可刺10~20针，由病变外缘呈环形向中心点刺（图2-51），点刺后可配合挤压或拔罐等方法，以促使瘀血或水肿消除，起到祛瘀生新、通经活络的作用。

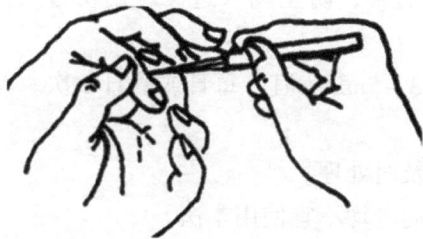

图2-50　点刺法

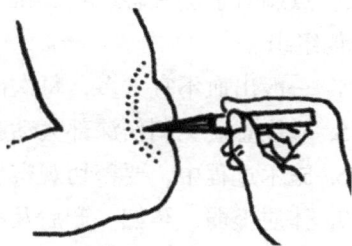

图2-51　散刺法

（3）刺络法　是刺入浅表血络或静脉放出适量血液以治疗疾病的方法。操作时，先用松紧带或橡皮管结扎在针刺部位上端（近心端），继而常规消毒，再用押手拇指压在被针刺部位下端，刺手持三棱针对准针刺部位的静脉，斜向上刺入2~3mm，立即出针，放出一定量血液，待出血停止后，再用消毒干棉球按压针孔（图2-52）。出血时，也可轻轻按压静脉上端，以助瘀血排出、毒邪得泻。此法多用于曲泽、委中等穴。

（4）挑刺法　是使用三棱针挑断腧穴皮下纤维组织以治疗疾病的方法。操作时，先常规消毒，然后用押手按压针刺部位两侧，或捏起皮肤，使皮肤固定，刺手持针迅速刺入皮肤 1~2mm，随即将针身倾斜挑破表皮，再刺入 5mm 左右，将针身倾斜并使针尖轻轻挑起，挑断皮下白色纤维样组织，尽量将施术部位的纤维样组织挑尽，然后出针，覆盖无菌敷料。由于挑提牵拉伴有疼痛，可根据情况配合局部表浅麻醉（图 2-53）。此法常用于比较平坦的利于挑提牵拉的部位，如背俞穴。

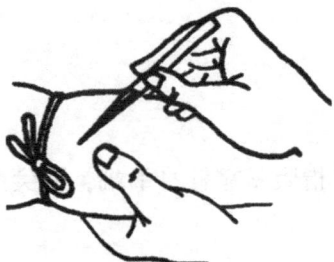

图 2-52　刺络法

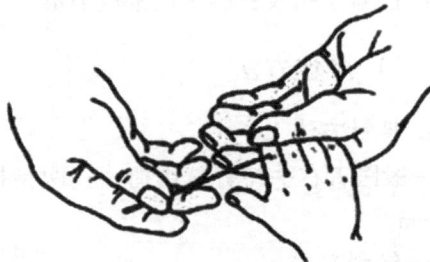

图 2-53　挑刺法

（三）临床应用

三棱针法可促进局部气血运行，达到疏经通络、消肿止痛、活血化瘀、开窍清热的功效。临床上适用范围广泛，多用于实证、热证、瘀血、疼痛等，如急性吐泻、中暑、发热、颈椎病、肩周炎、胃痛、失眠、支气管哮喘、血管神经性头痛、顽癣及局部瘀血、血肿或水肿等。

（四）注意事项

1. 施术前，要做好必要的解释工作，以消除患者顾虑。

2. 严格消毒，防止感染。

3. 点刺时手法宜轻、稳、准、快，不可用力过猛，防止刺入过深、创伤过大而损害其他组织。

4. 一般出血不宜太多，每次出血量以数滴至 3~5mL 为宜，每日或隔日 1 次。

5. 应注意避免刺伤深部大动脉。

6. 施术过程中，要密切观察患者反应，以便及时处理。

7. 体质虚弱、孕妇、产后及有自发性出血倾向者均不宜使用本法。

8. 三棱针刺激较强，施术过程中注意患者体位要舒适，谨防晕针。

二、皮肤针法

皮肤针法是运用皮肤针叩刺人体一定部位或腧穴，使叩刺部位皮肤充血红晕或渗出微量血液，激发经络功能，调整脏腑气血，以达到防病治病目的的一种方法（图 2-54）。皮肤针因刺得浅而得名，所谓"刺皮不伤肉"（图 2-55）。皮肤针一般由针头和针柄两部分组成，根据针头所附针的数目不同，又可称为梅花针、七星针。梅花针针头由 5 根针组成，排列成梅花的样子；七星针针头由 7 根针组成。

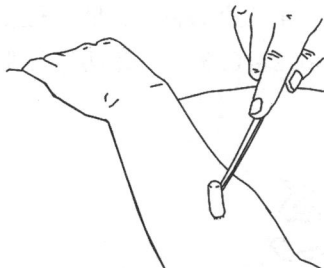

图 2-54　皮肤针法　　　　　　　　图 2-55　皮肤针

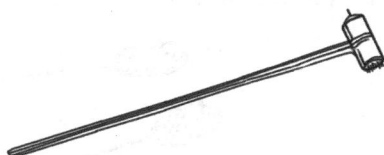

（一）准备工作

1. 准备器具：消毒的皮肤针、75％乙醇棉球、针盒、镊子、2％碘酒棉球、消毒干棉球等。

2. 选择适宜的体位，确定针刺的部位或腧穴。

3. 医者手指及针刺部位常规消毒。

（二）操作方法

1. 持针方法

硬柄皮肤针持针法是用右手拇指、中指夹持针柄，食指置于针柄中段上面，用无名指、小指将针柄末端固定于小鱼际处。软柄皮肤针持针法是采取拇指在上、食指在下的方法夹住针柄，余指握拳将针柄固定于掌心。

2. 针刺方法

常规消毒后，刺手持针，针头对准叩刺部位，运用腕力叩刺皮肤，并立即弹起，如此反复叩击，以皮肤充血红晕为度。

（三）临床应用

临床各种病证均可应用，如近视、视神经萎缩、急性扁桃体炎、感冒、咳嗽、慢性胃肠病、便秘、头痛、失眠、腰痛、皮神经炎、斑秃、痛经、儿童智力发育迟缓等。

（四）注意事项

1. 注意针尖有无毛钩，针面是否整齐。

2. 叩刺时要腕部用力、动作轻巧。

3. 叩刺时针尖要与皮肤垂直，弹刺要准确，强度要均匀。

4. 局部有溃疡或损伤者，不宜使用本法。

三、皮内针法

皮内针法是将特制的小型针具刺入并固定于腧穴部位的皮内或皮下，做较长时间留针的一种方法，又称"埋针法"。

皮内针的针具有两种，一种呈颗粒型或麦粒型，针身长约1cm，针柄形似麦粒，针身与针柄成一直线；一种呈揿钉型或图钉型，针身长0.2～0.3cm，针柄呈环形，针身与针柄垂直（图2-56）。

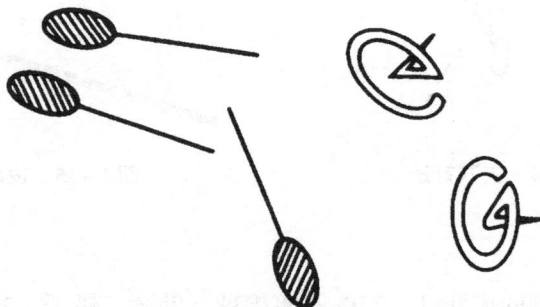

图2-56 皮内针

（一）准备工作

1. 准备器具：消毒的皮内针、针盒、镊子、医用胶布、75%乙醇棉球、2%碘酒棉球、消毒干棉球等。

2. 选择适宜的体位，确定针刺的部位或腧穴。

3. 医者手指及针刺部位常规消毒。

（二）操作方法

1. 埋置颗粒型皮内针时，常规消毒后，医者用押手在腧穴部位两侧撑压皮肤，刺手持镊子夹住针柄，对准腧穴将皮内针平刺入皮下0.5～0.8cm，针柄留于皮外，然后用医用胶布固定针具。

2. 埋置揿钉型皮内针时，常规消毒后，医者用押手在腧穴部位两侧撑压皮肤，刺手持镊子夹住针柄，对准腧穴将皮内针直刺入皮下，然后用医用胶布固定针具（图2-57）。

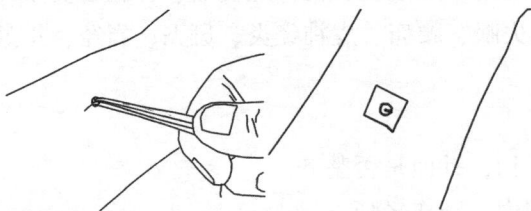

图2-57 皮内针操作方法

（三）临床应用

本法常用于需要久留针的疼痛性疾病和久治不愈的慢性病证，如神经性头痛、面神经麻痹、胆绞痛、腰痛、痹证、神经衰弱、高血压、哮喘、小儿遗尿、痛经、产后宫缩疼痛等。

（四）注意事项

1. 关节附近不可埋针，胸腹部亦不宜埋针。
2. 患者感觉疼痛或妨碍肢体活动时应将针取出，改选其他腧穴重新操作。
3. 埋针期间，埋针处不可沾水；热天出汗较多，埋针时间不能过长，避免感染。
4. 留针时间一般为 3~5 日，最长可达 1 周。

四、电针法

电针法是将毫针刺入腧穴得气后，在针具上接通接近人体生物电的脉冲电流，利用针刺和电的双重刺激，以防治疾病的方法。其优点是能代替人做较长时间的持续运针，节省人力，且能比较客观地控制刺激量。

（一）准备工作

1. 准备器具：消毒的毫针、75% 乙醇棉球、电针仪和导线等。
2. 选择适宜的体位，确定针刺的部位或腧穴。电针法的处方配穴与毫针刺法相同，选用治疗的主穴，配用相应的辅助穴，一般取同侧肢体的 1~3 个穴位为宜。
3. 医者手指及针刺部位常规消毒。

（二）操作方法

按毫针操作方法，将针刺入腧穴，并使之得气。将输出电位器调至"0"位，将导线分别接在针柄上。打开电源开关，选好波型，逐渐调高至所需输出电流量。根据病情决定通电时间，一般为 5~20 分钟，用于镇痛则一般为 15~45 分钟。留针期间，感觉刺激减弱时，可适当加大输出电流量，或暂时断电 1~2 分钟后再行通电。达到预定时间后，先将输出电位器退回"0"位，然后关闭电源开关，取下导线，最后按毫针起针方法将针取出（图 2-58）。

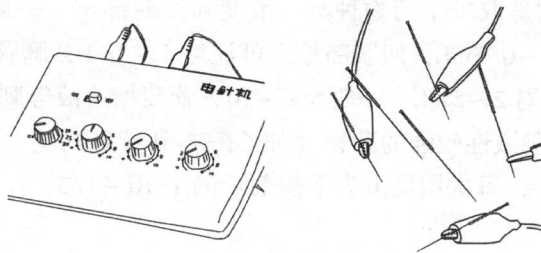

图 2-58 电针操作方法

（三）临床应用

电针法的适用范围和毫针刺法基本相同，可广泛应用于内、外、妇、儿、骨伤等临床各科。

（四）注意事项

1. 电针刺激量较大时，要防止晕针。

2. 调节电流时，不可突然增强，以防弯针或折针。

3. 电针仪最大输出电压在 40V 以上者，最大输出电流应限制在 1mA 以内，以防发生触电。

4. 应避免电流回路通过心脏。安装心脏起搏器者，禁用电针。在靠近延髓、脊髓等部位使用电针时，电流输出量宜小。

5. 孕妇慎用电针。

6. 年老、体弱、醉酒、饥饿、过饱、过劳等者，不宜使用电针。

五、穴位注射法

穴位注射法又称水针，是选用某些中西药物注射液注射入人体有关穴位、压痛点及其他阳性点，利用针刺和药物的双重刺激，以防治疾病的方法。

（一）准备工作

1. 准备器具：75% 乙醇棉球、2% 碘酒棉球、消毒干棉球、消毒或一次性注射器和针头。一般可选用 1～5mL 的注射器，若肌肉肥厚部位可使用 10～20mL 的注射器。针头可选用 5～7 号普通注射针头、牙科用 5 号长针头及封闭用的长针头等。

2. 选择适宜的体位，确定针刺的部位或腧穴。选穴宜少，以 1～2 个腧穴为宜，最多不超过 4 穴。一般选取肌肉比较丰满的部位进行穴位注射。

3. 医者手指及针刺部位常规消毒。

（二）操作方法

1. 注射剂量

穴位注射的药物剂量取决于药物种类、浓度和注射部位。一般耳穴可注射 0.1mL，头面部腧穴可注射 0.3～0.5mL，四肢部腧穴可注射 1～2mL，胸背部腧穴可注射 0.5～1mL，腰臀部腧穴可注射 2～5mL。一般 5%～10% 葡萄糖溶液等刺激性较弱的药物每次可注射 10～20mL，而刺激性较强的药物（如乙醇）和特殊药物（如抗生素、激素、阿托品等）注射剂量宜小，每次用量多为常规剂量的 1/10～1/3。中药注射液穴位注射的常规剂量为 1～4mL。

2. 具体操作

患者取舒适体位，选择合适的消毒注射器和针头，抽取适量的药液，注射部位常规消毒后，医者刺手持注射器对准腧穴或阳性反应点，快速刺入皮下，然后将针缓慢推进至一定深度，微施以提插手法使之得气，如回抽无回血，便可将药液注入（图 2 - 59）。急性病、体壮者可用较强刺激，推液可快；慢性病、体弱者，宜用轻刺激，推液可慢；一般疾病则用中等刺激。如果所用药液较多，可由深至浅，边推药液边退针，或用注射针向几个方向注射药液。

3. 疗程

每日或隔日注射 1 次，治疗后反应强烈者也可以间隔 2～3 日注射 1 次。所选腧穴可交替使用。6～10 次为 1 个疗程，每个疗程间可休息 3～5 日。

（三）临床应用

穴位注射法的适用范围和毫针刺法基本相同，可广泛应用于内、外、妇、儿、骨伤等临床各科。

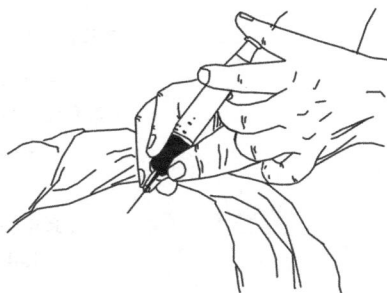

图 2-59　穴位注射操作方法

（四）注意事项

1. 穴位注射后局部可能有酸胀感，4～8 小时内或有轻度不适，有时持续时间较长，但一般不超过 1 日。

2. 严格无菌操作，防止感染。及时处理因消毒不严格而引起的局部红肿、发热等。

3. 注意注射药物的性能、药理、剂量、配伍禁忌、副作用、过敏反应、药物的有效期、药液有无沉淀变质等情况。凡可能引起过敏反应的药物，如青霉素、链霉素、普鲁卡因等，必须先做皮试，阳性反应者不可应用。副作用较强的药物，使用时当谨慎。

4. 药物一般不宜注射入关节腔、脊髓腔和血管内，否则可能会导致不良后果。此外，穴位注射时应注意避开神经干，以免损伤神经。

5. 孕妇的下腹部、腰骶部和三阴交穴、合谷穴等不宜用穴位注射法，以免引起流产。

6. 年老、体弱者，选穴宜少，药液剂量应酌减。

六、耳针法

耳针法是指在耳穴上用毫针或其他方法进行刺激，以防治疾病的方法。通过大量的临床实践和实验研究，耳穴诊断和治疗疾病的理论与方法逐渐形成体系，其治疗范围较广，操作简便，在临床上得到广泛应用。

耳与脏腑之间有着密切的联系。《灵枢·脉度》载："肾气通于耳，肾和则耳能闻五音矣。"除此之外，十二经脉都直接或间接上达于耳，阴跷脉、阳跷脉并入耳后，阳维脉循头入耳，正如《灵枢·口问》所载："耳者，宗脉之所聚也。"人体发生疾病时，往往在耳郭的相应部位出现病理反应（阳性反应），如形态、色泽、电特异性改变等，这些反应点是耳针防治疾病的关键点，临床可参考这些现象来诊断疾病，并通过刺激这些部位来防治疾病。

（一）耳郭的表面解剖

耳郭是外耳的组成部分，位于下颌窝和颞骨、乳突之间，呈垂直方向生长。耳的前外面凹陷，后内面隆凸。与耳穴相关的耳郭表面主要解剖部位见图 2-60。

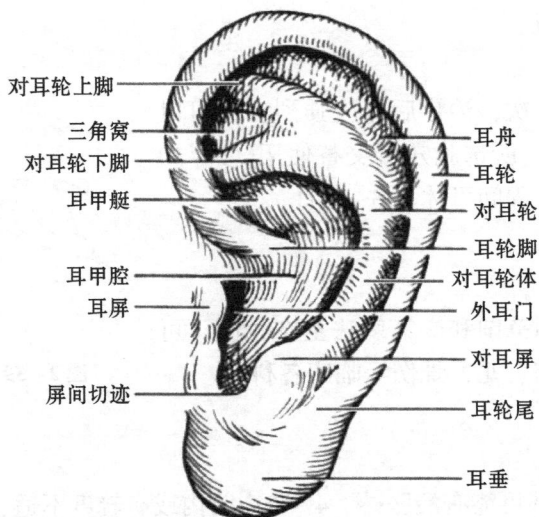

图 2 - 60　耳郭表面主要解剖部位

耳轮：耳郭卷曲的游离部分。

耳轮尾：耳轮向下移行于耳垂的部分。

耳轮脚：耳轮深入耳甲的部分。

对耳轮：与耳轮相对呈"Y"字形的隆起部，由对耳轮体、对耳轮上脚和对耳轮下脚三部分组成。

对耳轮体：对耳轮下部呈上下走向的主体部分。

对耳轮上脚：对耳轮向前上分支的部分。

对耳轮下脚：对耳轮向前下分支的部分。

三角窝：对耳轮上、下脚与相应耳轮之间的三角形凹窝。

耳舟：耳轮与对耳轮之间的凹沟。

耳屏：耳郭前方呈瓣状的隆起。

对耳屏：耳垂上方与耳屏相对的瓣状隆起。

耳垂：耳郭下部无软骨的部分。

耳甲：部分耳轮和对耳轮、对耳屏、耳屏及外耳门之间的凹陷，由耳甲艇、耳甲腔两部分组成。

耳甲腔：耳轮脚以下的耳甲部。

耳甲艇：耳轮脚以上的耳甲部。

外耳门：耳甲腔前方的孔窍。

（二）耳穴的定位和主治

耳穴在耳郭的分布有一定的规律，耳穴在耳郭的分布犹如一个倒置在子宫内的胎儿（图 2 - 61）。

一般而言，与头面相应的耳穴多分布在耳垂、对耳屏，与上肢相应的耳穴多分布在耳舟，与躯干和下肢相应的耳穴多分布在对耳轮体部和对耳轮上、下脚，与内部脏器相应的耳穴多分布在三角窝、耳甲、耳轮脚（图 2 – 62）。

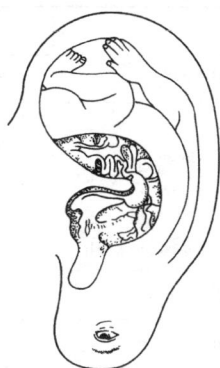

图 2 – 61 耳穴分布规律图

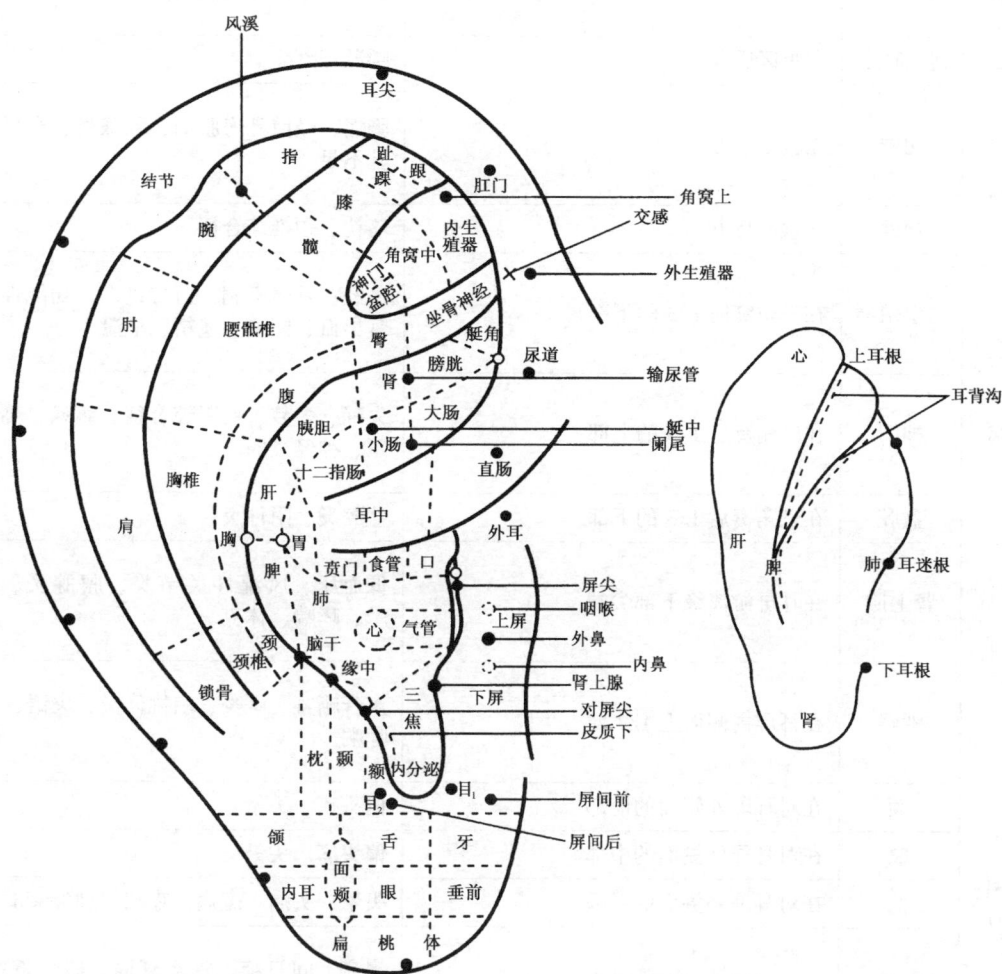

图 2 – 62 耳穴分布示意图

常用耳穴的定位和主治见表2-5。

表2-5 常用耳穴定位和主治表

部位	穴名	定位	主治
耳轮	外生殖器	在对耳轮下脚前方的耳轮处	睾丸炎、附睾炎、外阴瘙痒
	耳尖	在耳郭向前对折的上部尖端处	发热、高血压、急性结膜炎、睑腺炎、牙痛、失眠
耳舟	风溪	在耳轮结节前方，指区与腕区之间	荨麻疹、皮肤瘙痒症、过敏性鼻炎
对耳轮	膝	在对耳轮上脚中1/3处	膝关节疼痛、坐骨神经痛
	坐骨神经	在对耳轮下脚前2/3处	坐骨神经痛、下肢瘫痪
	交感	在对耳轮下脚前端与耳轮内缘交界处	胃肠痉挛、心绞痛、胆绞痛、输尿管结石、自主神经功能紊乱
	腰骶椎	在腹区后方	腰骶部疼痛
	胸椎	在胸区后方	胸痛、经前乳房胀痛、乳腺炎、产后泌乳不足
	颈椎	在颈区后方	落枕、颈椎综合征
三角窝	内生殖器	在三角窝前1/3的下部	痛经、月经不调、白带过多、功能性子宫出血、阳痿、遗精、早泄
	神门	在三角窝后1/3的上部	失眠、多梦、戒断综合征、癫痫、高血压、神经衰弱
	盆腔	在三角窝后1/3的下部	盆腔炎、附件炎
耳屏	肾上腺	在耳屏游离缘下部尖端	低血压、风湿性关节炎、腮腺炎、眩晕、哮喘、休克
	咽喉	在耳屏内侧面上1/2处	声音嘶哑、咽炎、扁桃体炎、失语、哮喘
对耳屏	额	在对耳屏外侧面的前部	偏头痛、头晕
	颞	在对耳屏外侧面的中部	偏头痛、头晕
	枕	在对耳屏外侧面的后部	头晕、头痛、癫痫、哮喘、神经衰弱
	皮质下	在对耳屏内侧面	痛症、间日疟、神经衰弱、假性近视、失眠

续　表

部位	穴名	定位	主治
耳甲	胃	在耳轮脚消失处	胃痉挛、胃炎、胃溃疡、消化不良、恶心呕吐、前额痛、牙痛、失眠
	肾	在对耳轮下脚下方后部	腰痛、耳鸣、神经衰弱、肾盂肾炎、遗尿、遗精、阳痿、早泄、哮喘、月经不调
	肝	在耳甲艇的后下部	胁痛、眩晕、经前期紧张症、月经不调、围绝经期综合征、高血压、近视、单纯性青光眼
	脾	在耳甲腔的后上部	腹胀、腹泻、便秘、食欲不振、功能性子宫出血、白带过多、内耳性眩晕
	心	在耳甲腔正中凹陷处	心动过速、心律不齐、心绞痛、无脉症、神经衰弱、癔症、口舌生疮
	内分泌	在屏间切迹内，耳甲腔的底部	痛经、月经不调、围绝经期综合征、痤疮、间日疟、甲状腺功能减退或亢进症
耳垂	眼	在耳垂正面中央部	急性结膜炎、电光性眼炎、睑腺炎、近视
	面颊	在耳垂正面眼区与内耳区之间	面瘫、三叉神经痛、痤疮、扁平疣、面肌痉挛、腮腺炎
	扁桃体	在耳垂正面下部	扁桃体炎、咽炎
耳背	耳背沟（降压沟）	在对耳轮沟与对耳轮上、下脚沟处	高血压、皮肤瘙痒症

（三）临床应用

1. 辅助诊断

耳郭上耳穴部位的阳性反应，既是辅助诊断的依据，也是治疗疾病的刺激点。因而探查阳性反应点是正确使用耳穴诊治疾病的重要前提。耳穴诊查方法很多，常用的有3种。

（1）望诊法　在自然光线下，用肉眼或放大镜观察耳郭皮肤有无变色、变形等征象，如脱屑、丘疹、硬结、水疱、充血、色素沉着及血管形状、颜色的改变等。但应注意排除假阳性，如色素痣、冻疮及随生理变化而出现的反应等。

（2）压痛法　用弹簧探棒等工具，在与疾病相关的耳郭部位由周围向中心以均匀的压力仔细探查。当探查至痛点时，患者会出现明显的皱眉、眨眼、呼痛、躲闪等反应，此痛点即可作为诊治时的参考位置。

（3）皮肤电阻测定法　用耳穴探测仪测定皮肤电阻、电位、电容等变化。如电阻值降低，导电增加，形成良导点的位置，一般即为病理反应点。

2. 临床治疗

（1）适应证 耳针法在临床上治疗的疾病范围很广，不仅用于治疗许多功能性疾病，而且对一部分器质性疾病也有一定疗效。

（2）选穴原则 耳针法临床常用的处方选穴原则主要有以下几点。

1）按相应部位选穴：即根据患者患病部位，选取相应耳穴。如胃病取"胃"穴，目病取"眼"穴，肩痹取"肩关节"穴等。

2）按中医辨证选穴：即根据脏腑学说、经络学说，选取相应耳穴。如骨痹、耳聋耳鸣、脱发，按"肾主骨，开窍于耳，其华在发"的理论，选用"肾"穴主之；偏头痛，因属足少阳胆经的循行部位，故取"胆"穴治之。

3）按西医学理论选穴：如月经不调取"内分泌"穴，消化道溃疡取"皮质下""交感"等穴。

4）按临床经验选穴：如"神门"穴有较明显的止痛、镇静作用，"耳尖"穴对外感发热有较好的退热作用，对高血压有较好的降压效果。

上述耳针法处方选穴原则，既可单独使用，亦可配合使用。选穴时要掌握耳穴的共性和特性，用穴要少而精。

（3）操作方法 首先根据病情选穴组方，并确定处方所列耳穴的位置，然后进行严格消毒，最后选用正确的刺激方法施术。耳穴的刺激方法较多，应根据穴位、时令和患者体质、病情具体情况灵活选用。目前临床常用的方法主要有以下几种。

1）毫针法：是利用毫针针刺耳穴以治疗疾病的一种方法。患者选择适宜体位，一般采用坐位，如年老体弱、重病或精神紧张者宜采用卧位。根据病情选穴组方，并确定耳穴的位置，然后严格消毒。进针时，医者押手拇、食两指固定耳郭，中指托着针刺部的耳背，这样既可以掌握针刺的深度，又可以减轻针刺的疼痛。刺手持针，采用快速插入的速刺法或慢慢捻入的慢刺法进针均可。进针后，如局部感应强烈，患者症状往往有即刻减轻感。留针时间一般为15～30分钟。慢性病、疼痛性疾病留针时间可适当延长，儿童、年老者则不宜多留针。留针期间为提高疗效，可多次行针。出针时，医者一手托住耳郭，一手迅速将毫针垂直拔出，再用消毒干棉球压迫针孔，以免出血。

2）压丸法：是在耳穴表面贴敷压丸以防治疾病的一种简易疗法。此法既能持续刺激穴位，又安全无痛，无副反应，目前广泛应用于临床。压丸材料可选用油菜籽、小米、绿豆、王不留行籽、磁珠等，临床现多用王不留行籽。应用时，将王不留行籽贴附在0.6cm×0.6cm大小的医用胶布中央，用镊子夹住贴敷在选用的耳穴上。每日自行按压3～5次，每次每穴按压1～2分钟，3天左右更换1次，两耳交替。刺激强度视患者情况而定，一般儿童、孕妇、年迈体弱、神经衰弱者用轻刺激，急性疼痛性病证宜用强刺激。

3）刺血法：是用三棱针在耳郭皮肤上点刺出血的治疗方法，有镇静开窍、泄热解毒、消肿止痛、祛瘀生新等作用，用于实热、阳闭、瘀血、热毒等多种病证。操作时，医者先在点刺部位上下用手指向点刺处推挤、揉按使其充血，常规消毒后，押手固定耳郭，刺手持针点刺耳穴放血3～5滴，然后用消毒干棉球擦拭并按压止血。一般隔日1

次，急性病可 1 天 2 次。孕妇、出血性疾病和凝血功能障碍者禁用本法，体质虚弱者慎用本法。

（四）注意事项

1. 严格消毒，防止感染。耳郭暴露在外，结构特殊，血液循环较差，容易感染，且感染后易波及软骨，严重者可致软骨坏死、萎缩而导致耳郭畸变，故应重视预防。一旦感染，应立即采取相应措施。局部红肿疼痛较轻，可涂 2.5% 碘酒，每日 2~3 次；重者，局部涂擦四黄膏或消炎抗菌类的软膏，并口服抗生素；局部化脓、恶寒发热、白细胞增高，发生软骨膜炎者，应选用相应抗生素注射并冲洗患处，也可配合内服清热解毒剂，外敷中草药。

2. 耳穴局部有湿疹、溃疡、冻疮、破溃等，不宜用耳针法。

3. 扭伤和运动障碍的患者，进针后宜适当活动患部，有助于提高疗效。

4. 有习惯性流产史的孕妇应禁用。妇女怀孕期间也应慎用，尤其不宜用子宫、卵巢、内分泌、肾等穴。

5. 患有严重器质性病变和伴有重度贫血者不宜针刺，对严重心脏病、年老体弱、高血压者治疗前应适当休息，不宜行强刺激。

6. 注意防止发生晕针。

七、头针法

头针法又称头皮针法，是指在头部特定的穴线进行针刺以防治疾病的一种方法。头针法的理论依据：一是中医脏腑经络理论，二是大脑皮质的功能定位。

（一）标准头穴线的定位和主治

标准头穴线均位于头皮部位，按颅骨的解剖名称分为额区、顶区、颞区、枕区 4 个区，14 条标准线，即额中线（1 条）、额旁 1 线（2 条）、额旁 2 线（2 条）、额旁 3 线（2 条）、顶中线（1 条）、顶旁 1 线（2 条）、顶旁 2 线（2 条）、顶颞前斜线（2 条）、顶颞后斜线（2 条）、颞前线（2 条）、颞后线（2 条）、枕上正中线（1 条）、枕上旁线（2 条）、枕下旁线（2 条）。左右合计 25 条。

1. 额区

（1）额中线

部位：在头前部，从督脉神庭穴向前引一直线，长 1 寸（图 2-63）。

主治：癫痫、精神失常、鼻病等。

（2）额旁 1 线

部位：在头前部，从膀胱经眉冲穴向前引一直线，长 1 寸（图 2-63）。

主治：冠心病、支气管哮喘、支气管炎、失眠及鼻病等。

（3）额旁 2 线

部位：在头前部，从胆经头临泣穴向前引一直线，长 1 寸（图 2-63）。

主治：胃和十二指肠溃疡、肝胆疾病及急、慢性胃炎等。

（4）额旁3线

部位：在头前部，从胃经头维穴内侧0.75寸起向下引一直线，长1寸（图2－63）。

主治：功能性子宫出血、阳痿、遗精、子宫脱垂、尿频、尿急等。

2. 顶区

（1）顶中线

部位：在头顶部，从督脉百会穴至前顶穴之间的连线（图2－64）。

主治：腰腿足病，如瘫痪、麻木、疼痛，以及皮层性多尿、脱肛、小儿夜尿、高血压、头顶痛等。

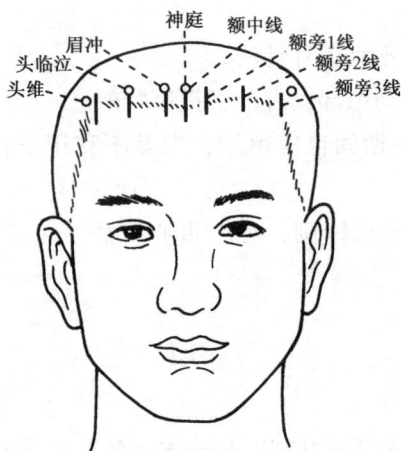

图2－63　额区头穴线

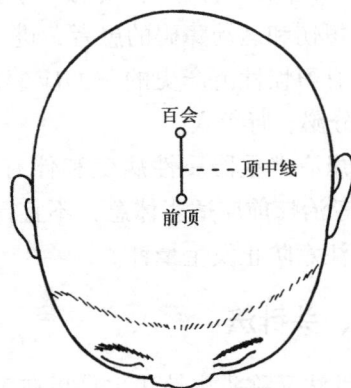

图2－64　头顶头穴线

（2）顶旁1线

部位：在头顶部，督脉旁开1.5寸，从膀胱经通天穴向后引一直线，长1.5寸（图2－65）。

主治：腰部病证，如瘫痪、麻木、疼痛等。

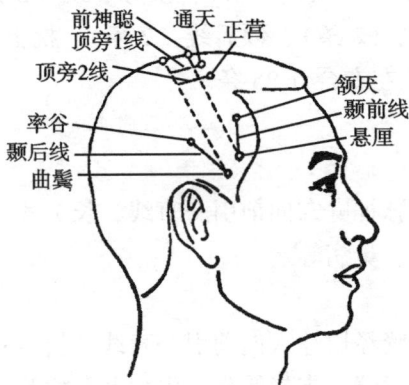

图2－65　头侧面头穴线（一）

（3）顶旁 2 线

部位：在头顶部，督脉旁开 2.25 寸，从胆经正营穴向后引一直线到承灵穴，长 1.5 寸（图 2 – 65）。

主治：肩、臂、手等病证，如瘫痪、麻木、疼痛等。

3. 颞区（包括顶颞区）

（1）顶颞前斜线

部位：在头顶部、头侧部，从头部经外奇穴前神聪（百会穴前 1 寸）至颞部胆经悬厘之间的连线（图 2 – 66）。

主治：全线分 5 等份，上 1/5 治疗对侧下肢和躯干瘫痪，中 2/5 治疗对侧上肢瘫痪，下 2/5 治疗中枢性面瘫、运动性失语、流涎、脑动脉粥样硬化等。

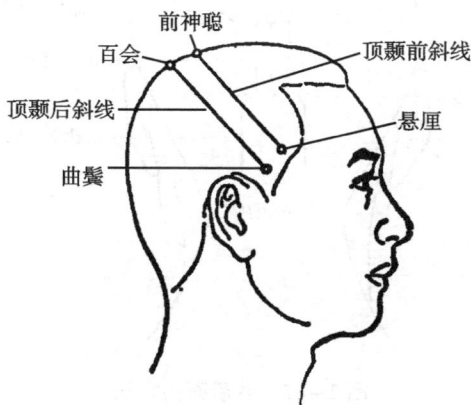

图 2 – 66　头侧面头穴线（二）

（2）顶颞后斜线

部位：在头顶部、头侧部，顶颞前斜线之后 1 寸，与其平行的线，即督脉百会穴与颞部胆经曲鬓穴之间的连线（图 2 – 66）。

主治：全线分 5 等份，上 1/5 治疗对侧下肢和躯干感觉异常，中 2/5 治疗对侧上肢感觉异常，下 2/5 治疗头面部感觉异常。

（3）颞前线

部位：在颞部，胆经颔厌穴与悬厘穴之间的连线（图 2 – 65）。

主治：偏头痛、运动性失语、周围性面神经麻痹和口腔疾病。

（4）颞后线

部位：在颞部，胆经率谷穴与曲鬓穴之间的连线（图 2 – 65）。

主治：偏头痛、耳鸣、耳聋、眩晕等。

4. 枕区

（1）枕上正中线

部位：在后头部，督脉强间穴至脑户穴之间的连线，长 1.5 寸（图 2 – 67）。

主治：眼病、足癣等。

（2）枕上旁线

部位：在后头部，由督脉脑户穴旁开0.5寸起，向上引一条长1.5寸的平行于枕上正中线的直线（图2-67）。

主治：皮层性视力障碍、白内障、近视等。

（3）枕下旁线

部位：在后头部，从膀胱经玉枕穴向下引一条长2寸的直线（图2-67）。

主治：小脑疾病引起的平衡障碍、后头痛等。

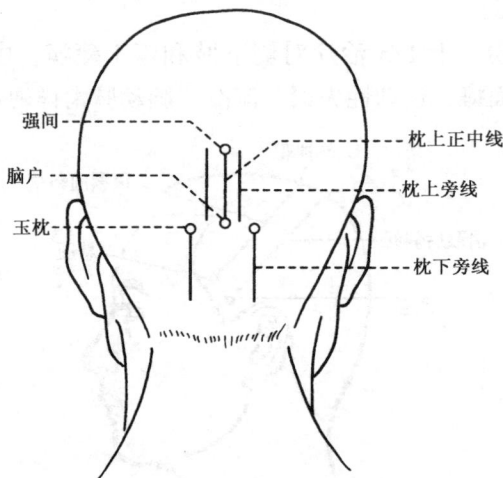

图2-67　头后面头穴线

（二）临床应用

1. 脑源性疾病：如脑血管意外后遗症、皮层性视力障碍、小脑性平衡障碍、皮层性多尿、遗尿、帕金森病、舞蹈病等。

2. 非脑源性疾病：如腰腿痛、哮喘、呃逆、胃脘痛、子宫脱垂等。

3. 外科手术的针刺麻醉。

（三）操作方法

1. 穴位选择

单侧肢体疾病，选用对侧头穴线；双侧肢体疾病，选用双侧头穴线；内脏、全身疾病或不易区别左右的疾病，一般双侧取穴。临床上一般根据疾病选用相应的头穴线为主，并根据兼证选用有关的头穴线配合治疗。如左侧下肢瘫痪，可选右侧顶颞前斜线上1/5，并配顶旁1线和顶颞后斜线的上1/5。

2. 进针方法

患者取坐位或卧位，局部常规消毒。一般选用粗细28～30号和长短1.5～3寸的毫针，针尖与头皮呈30°左右夹角，快速将针刺入头皮下，当针尖到达帽状腱膜下层时，指下感到阻力减小，然后使针与头皮平行，继续捻转进针，根据不同穴区可刺入相应深度。

值得注意的是，若进针角度不当，使针尖抵达颅骨或仅达皮下层，患者有痛感且医者手下有抵抗感，此时应改变进针角度，重新刺入。

3. 行针手法

头针的行针手法以捻转为主。施术时，医者押手按压进针点以固定头皮，刺手拇指掌面和食指桡侧面夹持针柄，以食指的掌指关节快速连续屈伸，使针身左右旋转，捻转速度每分钟 200 次左右，持续捻转 2~3 分钟，一般经 3~5 分钟刺激后，部分患者的病变部位会出现热、麻、胀、抽动等感应。进针后亦可用电针仪刺激代替手法捻针，刺激强度根据患者的反应而定，频率一般为 200~300 次/分，亦可选用较高的频率。

4. 留针

得气后留针 20~30 分钟，留针期间反复操作 2~3 次即可起针。根据病情需要可适当延长留针时间，偏瘫患者留针期间嘱其活动肢体（重症患者可做被动活动），有助于提高疗效。

5. 起针

刺手夹持针柄轻轻捻转松动针身，押手固定穴区周围头皮，如针下无紧涩感，可快速抽拔出针，也可缓慢出针。出针后需用消毒干棉球按压针孔片刻，以防出血。

第三章　常见病证的针灸治疗 ▷▷▷

一、概述

（一）针灸临床辨证论治方法

1. 明辨病证性质

明确病证的表里、寒热、虚实、阴阳。从症状入手进行诊断，掌握主症进行辨证论治。

2. 突出经络辨证

根据经络的循行分布、属络脏腑、联系器官、生理功能、病理特点等来确定疾病的经络归属，选择相应的经络腧穴进行治疗。正如《灵枢经》所载："能别阴阳十二经者，知病之所生；知候虚实之所在者，能得病之高下……能知虚实之坚软者，知补泻之所在。"

3. 注重整体观念

针灸治病是通过经络腧穴刺激局部而产生治疗作用的。针灸不仅对局部有影响，而且可通过经络传导与感应对机体起到整体性影响。例如，五输穴和俞募穴，不仅有近治作用，而且可治疗相应的头面、脏腑，乃至全身疾病。《针经指南·标幽赋》记载"观部分而知经络之虚实"，不可简单地"头痛医头，脚痛医脚"。

（二）针灸治疗原则

针灸治疗原则就是针灸治疗疾病时所必须遵循的基本法则，是确立治疗方法的基础。针灸治疗原则可归纳为补虚泻实、清热温寒、三因制宜、治标治本、同病异治与异病同治等。

1. 补虚泻实

疾病有虚实，针灸分补泻。补虚泻实即扶正祛邪，补虚就是扶助正气，泻实就是祛除邪气。如《灵枢·九针十二原》言："凡用针者，虚则实之，满则泄之，宛陈则除之，邪胜则虚之……虚实之要，九针最妙，补泻之时，以针为之。"《灵枢·经脉》亦言："盛则泻之，虚则补之……陷下则灸之，不盛不虚以经取之。"这是针对疾病的虚实而制定的治疗原则。针灸治疗疾病虚实主要是通过针灸补泻手法、穴位配伍等实现的。

虚则补之：即虚证用针灸补法治疗。①选用针灸补法，若偏于阳虚、气虚者，针用补法，加灸；若偏于阴虚、血虚者，针用补法，血虚也可施灸，但阴虚一般不宜用灸法；若阴阳俱虚，则灸补为上。②选用偏补的腧穴，常取关元、气海、命门、膏肓、足三里、太溪及有关脏腑的背俞穴和原穴，也可用五输穴的生克补泻法选取相应的穴位。

实则泻之：即邪气盛的病证（实证）用针灸泻法治疗。①选用针灸泻法，如在穴位上施行捻转泻法、提插泻法、开阖泻法等手法。②选用偏泻的腧穴，如十宣、水沟、素髎、耳尖等。如对高热、中暑、昏迷及各种原因引起的剧痛等实热病证，在正气未衰的情况下，取大椎、合谷、太冲、委中、水沟、十宣、十二井等穴，只针不灸，用泻法或点刺出血，能清泄实热。

补泻兼施：对虚实夹杂或本虚标实之证，针灸应补泻兼施。

补虚泻实既是针灸治疗原则，又是针灸治病的重要方法。《灵枢·邪气脏腑病形》载"补泻反则病益笃"，明确指出补泻不可误用，勿犯虚虚实实之戒。

2. 清热温寒

寒与热是描述疾病性质的纲领。温寒就是寒证用温法，清热就是热证用清法。《灵枢·经脉》言："热则疾之，寒则留之。"这是针对热性病证和寒性病证制定的清热、温寒的针灸治疗原则。

热则疾之：《灵枢·九针十二原》云："刺诸热者，如以手探汤。""疾"与"急"相通，有快速针刺与快速行针之意，"以手探汤"形象地描述了针刺手法的轻巧快速。"热则疾之"意即针灸治疗热性病证的原则是浅刺疾出、快速提插捻转或点刺出血，手法宜轻而快，少留针或不留针，针用泻法，以清泻热毒。本法适用于实热证的治疗，如发热、中暑、咽喉肿痛等病证。例如，风热感冒者，常取大椎、曲池、合谷、外关等穴浅刺疾出，即可达清热解表之目的。伴有咽喉肿痛者，可用三棱针在少商、商阳点刺出血，以加强泄热、消肿、止痛的作用。热在经络局部者，可用毫针散刺，或三棱针点刺，或皮肤针叩刺，使局部出血，以疏散邪热。

寒则留之：《灵枢·九针十二原》云："刺寒清者，如人不欲行。""留"有留针之意。"人不欲行"形象地描述了针刺手法应深而久留。"寒则留之"意即针灸治疗寒性病证的原则是深刺而久留针，针用补法，以达温经散寒的目的，或加用艾灸，更能助阳祛寒。本法适用于寒证的治疗，如风寒湿痹为患的肌肉、关节疼痛及寒邪入里之证等。若寒邪在表，留于经络者，艾灸施治较为相宜；若寒邪在里，凝滞脏腑，则针刺应深而久留，或配合施行复式针刺手法烧山火，或加用艾灸，以温针法较为适宜。

3. 三因制宜

三因制宜是指因人、因地、因时制宜，即根据治疗对象（包括体质、性别、年龄等）、地理环境和不同季节、具体时辰制定适宜的治疗方案。

因人制宜：即根据患者体质、年龄、性别、形体等不同的特点来选用适宜的针灸治疗方法。《灵枢·逆顺肥瘦》载"年质壮大，血气充盈，肤革坚固，因加以邪，刺此者，深而留之……婴儿者，其肉脆血少气弱，刺此者，以毫针，浅刺而疾发针，日再可也"。如体质虚弱、皮肤薄嫩、对针灸较敏感者，针灸手法宜轻；体质强壮、皮肤粗厚、对针灸较迟钝者，针灸手法可重些。又如在治疗妇科病时，要多注意妇人以血为用，考虑调理冲脉（血海）、任脉等。

因地制宜：即根据不同的地理环境特点来选用适宜的治疗方法。如在寒冷的地区，治疗多用温灸，而且应用壮数较多；在温热地区，灸法则应用较少。正如《素问·异法方宜论》所载："北方者……其地高陵居，风寒冰冽，其民乐野处而乳食，脏寒生满病，其治宜艾焫……南方者……其地下，水土弱，雾露之所聚也，其民嗜酸而食胕，故其民皆致理而赤色，其病挛痹，其治宜微针。"

因时制宜：即根据不同季节和时辰特点来选用适宜的针灸治疗方法。四时气候的变化对人体的生理功能和病理变化有一定影响。《难经·七十难》认为："春夏者，阳气在上，人气亦在上，故当浅取之；秋冬者，阳气在下，人气亦在下，故当深取之。"春夏之季，阳气升发，人体气血趋向体表，病邪伤人多在浅表，多宜浅刺；秋冬之季，人体气血潜藏于内，病邪伤人多在深部，多宜深刺。在应用针灸治疗疾病时，也要考虑患病的时辰，如子午流注针法、灵龟八法、飞腾八法均是按时选穴治疗疾病的方法，是因时制宜治疗的具体运用。因时制宜还包括针对某些疾病的发作或加重规律而选择恰当的治疗时机，如痛经一般宜在月经来潮前一周开始治疗。

4. 治标治本

针灸治疗方案要根据病证的轻重缓急而定。原则是急则治标、缓则治本，当标本俱急或俱缓时，则标本同治。正如《素问·标本病传论》所载："知标本者，万举万当，不知标本，是谓妄行。"

5. 同病异治和异病同治

同病异治是指同一疾病用不同的方法治疗，异病同治是指不同的疾病用相同的方法治疗。这一原则的运用是以病机的异同为依据的，即《素问·至真要大论》所载的"谨守病机，各司其属"之意，其实质是辨证论治的灵活运用。

同病异治：是指同一疾病，可因人、因时、因地的不同，或由于病情的发展、病机的变化、正邪的消长等差异，导致涉及的脏腑、经络各异，即病机不同，从而需要采取不同的治法。例如，同是胃痛，肝气横逆犯胃者，治宜疏肝和胃，取期门、章门、太冲、中脘、足三里、梁门等穴，针用泻法；脾胃虚寒者，治宜健脾益胃、温中散寒，取脾俞、胃俞、中脘、足三里、三阴交等穴，针用补法，并灸。

异病同治：是指不同的疾病，由于病因相同或疾病发展到某一阶段，其病机相同，就可采用相同的治法。例如，久泄、久痢、脱肛、崩漏、遗尿、胃下垂、子宫脱垂等，尽管它们的发病部位和具体症状迥然不同，但它们的病机相同，均属气虚下陷，故治宜益气升陷，取百会、中脘、脾俞、胃俞、气海、足三里等穴，针用补法，并重灸。

（三）针灸选穴原则

选穴是针灸处方的主要内容，正如《百症赋》所载："百症腧穴，再三用心。"针灸选穴原则包括近部选穴、远部选穴、辨证和辨经选穴，以及对症选穴。

1. 近部选穴

近部选穴是指在肢体、脏腑、组织、器官等的病变局部及邻近病变部位的范围内选穴，体现了"腧穴所在，主治所在"的治疗规律。近部选穴多用于治疗病变部位明确、局部症状比较明显的病证及某些器质性病变。例如，头痛选率谷、太阳，舌强不语取哑门、风府，肩痛选肩髃、肩髎，膝痛选膝眼、阴陵泉，脱肛选会阴、长强等。

2. 远部选穴

远部选穴是指选取距离病痛较远处部位的腧穴。远部选穴紧密结合经脉的循行，体现"经脉所过，主治所及"的治疗规律。《四总穴歌》所说的"肚腹三里留，腰背委中求，头项寻列缺，面口合谷收"，都是典型的远端取穴。

3. 辨证和辨经选穴

临床上有许多病证要根据其寒、热、虚、实等证候特点，分析其病因病机而辨证选取穴位。临床上有些病证，如发热、昏厥、癫狂、失眠等属于全身性疾病，无法辨位，必须进行辨证分析，将病证归属于某一脏腑或经脉，然后按经选穴。如头痛，若属肾虚头痛，应主要在肾经选穴；若属肝阳上亢，应主要在肝经选穴。

4. 对症选穴

对症选穴又称经验选穴，对于疾病某些突出的症状，可以随症选穴。例如，发热选大椎、曲池，痰多选丰隆、中脘，贫血选膈俞、血海、足三里，体虚选全身强壮穴气海、关元等。

（四）常用配穴方法

配穴方法是在选穴原则的指导下，针对疾病的病位、病因病机等，将主治相同或相近的腧穴配伍应用的方法。其目的在于加强腧穴之间的协同作用，相辅相成，提高疗效。配穴方法有多种，常用的有以下6种。

1. 远近配穴法

远近配穴法是以病变部位为依据，将病变近部腧穴与远部腧穴配伍应用的配穴方法。可以是同经腧穴配伍，即本经配穴，如咳嗽近取中府，远取尺泽、列缺；也可以是不同经的腧穴配伍，如牙痛近取颊车、下关，远取内庭、合谷。

2. 表里经配穴法

表里经配穴法是指某一脏腑、经脉有病时，取本经腧穴与其相表里的经脉腧穴配伍应用的配穴方法。例如，肝病取肝经的期门、太冲，配胆经的阳陵泉。特定穴中的原络配穴法是本法的具体运用。

3. 前后配穴法

前后配穴法是指将人体前部腧穴与后部腧穴配伍应用的配穴方法。例如，胃痛前取中脘，后取胃俞。特定穴中的俞募配穴法是本法的具体运用。

4. 上下配穴法

上下配穴法是指将人体上肢、腰以上腧穴与下肢、腰以下腧穴配伍应用的配穴方法。例如，偏头痛上取率谷、外关，下取足临泣、太冲。特定穴中八脉交会穴的配对应用是本法的具体运用。

5. 左右配穴法

左右配穴法是指将人体左侧腧穴与右侧腧穴配伍应用的配穴方法。可以选取左右同一腧穴，如心病取双侧心俞、内关；也可以选取左右非同一腧穴，如左侧面瘫选左侧地仓、四白和右侧合谷。

6. 特定穴配穴法

特定穴是指十四经中具有特殊治疗作用，并按特定称号归类的腧穴，包括五输穴、原穴、络穴、背俞穴、募穴、八脉交会穴、八会穴、郄穴、下合穴、交会穴 10 类。各类特定穴因分布、特性和作用不同而有不同的含义和命名，其临床应用也各不相同。常用的特定穴配穴法有原络配穴法、俞募配穴法、八脉交会穴配穴法、子午流注配穴法等。

二、偏头痛

偏头痛是由于神经、血管性功能失调所引起的疾病，以一侧头痛反复发作为特点。

【辨证要点】

头痛多为一侧，常局限于额部、颞部和枕部，疼痛开始时为剧烈的搏动性疼痛，后转为持续性钝痛。任何时间均可发作，但以早晨起床时多发，症状可持续数小时到数天。典型的偏头痛有先兆症状，如眼前闪烁暗点、视野缺损、单盲或同侧偏盲。发作时头痛部位可由头的一个部位转移到另一个部位，同时可放射至颈、肩部。

【治疗方法】

1. 基本治疗

（1）治法　疏泄肝胆，通经止痛。

（2）主穴　太阳、率谷、悬颅、头维、风池、外关、中渚、太冲、足临泣。

（3）配穴　前额为主者，取手、足阳明经穴为主，选用头临泣、头维、印堂、阳白、合谷、阳溪、曲池、足三里、解溪、内庭；侧头部为主者，取手、足少阳经穴为主，选用率谷、风池、太阳、曲鬓、头临泣、外关、中渚、足临泣、侠溪；后头及项部为主者，取手、足太阳经穴为主，选用天柱、玉枕、风池、脑户、后溪、少泽、昆仑、京骨、至阴；颠顶为主者，取督脉、足厥阴经、少阴经等腧穴为主，选用百会、前顶、后顶、通天、太冲、行间、涌泉。

（4）方义　治疗以近部与远部取穴来宣通清窍、祛邪止痛，近部取太阳、率谷、悬颅、头维、风池等穴以疏通患部经气，远部取外关、太冲、足临泣等穴以通调本经经气。

（5）操作　毫针常规针刺，疼痛局部施中强度刺激，间歇运针，留针 20 ~ 30 分钟。当发作时要以远端腧穴为主，行较强刺激的泻法。

2. 其他治疗

（1）耳针法　取枕、额、皮质下、神门。

（2）刺络法　可在耳尖或者百会穴放血。

（3）穴位注射　取风池、曲池、足三里，选用维生素 B_{12} 注射液、当归注射液，穴位常规注射。

3. 注意事项

面部禁用灸法，头部慎用灸法。

三、落枕

落枕又称"失枕"，是颈部突然发生疼痛、活动受限的一种病证，主要是指急性单纯性颈项强痛，活动受限，属颈部伤筋范畴，是颈部软组织常见损伤之一。本病轻者4～5日自愈，重者可延至数周不愈，如果频繁发作，常常是颈椎病的先兆。本病好发于青壮年，男性多于女性，冬季、春季多发。

西医学认为，本病多因睡眠时枕头高低或软硬不宜，以及睡眠姿势不良等因素，致使颈部某一侧肌群长时间处于过度伸展状态而发生静力性损伤，使伤处肌肉缺血痉挛、僵硬不舒，引起疼痛，活动受限。临床中也有少数患者因颈部突然扭转或肩扛重物，致使颈部肌肉及软组织损伤，引起颈部疼痛。

中医学认为，本病的发生多由素体亏虚、气血不足、循行不畅、舒缩活动失调，或夜寐肩部外露、颈肩复受风寒侵袭，致使气血凝滞、肌筋不舒、经络痹阻，不通则痛，故而拘急疼痛、活动失灵。

【辨证要点】

颈项强痛，活动受限，项背部或颈肩部压痛明显。颈项相对固定于某一体位，常歪向患侧，转动不利，各方向活动均受牵掣，向患侧活动时功能障碍尤其明显。颈肩部疼痛，头向患侧倾斜，颈肩部压痛明显为病在少阳经；项背部强痛，低头时加重，项背部压痛明显为病在督脉、太阳经；兼见恶风畏寒者，为风寒袭络；颈部扭伤者，为气血瘀滞。

【治疗方法】

1. 基本治疗

（1）治法　舒筋通络，活血止痛。以局部阿是穴及手太阳、足少阳经穴为主。

（2）主穴　外劳宫、阿是穴、后溪、悬钟。

（3）配穴　病在督脉、太阳经者，加大椎、申脉；病在少阳经者，加风池、肩井；风寒袭络者，加风池、合谷；气血瘀滞者，加内关及局部阿是穴；肩痛者，加肩髎、外关；背痛者，加天宗。

（4）方义　外劳宫又称落枕穴，是治疗本病的经验穴。手太阳、足少阳经循行于颈项侧部，后溪、悬钟分属两经腧穴，与局部阿是穴合用，远近相配，可疏调颈项部经络气血，舒筋通络止痛。

（5）操作　毫针泻法。先刺远端穴，持续捻转，嘱患者慢慢活动颈项，一般疼痛可立即缓解。再针局部的腧穴，可加艾灸或点刺出血。

2. 其他治疗

（1）拔罐法　在患侧项背部顺着肌肉走行行闪罐法。

（2）耳针法　选取颈、颈椎、神门穴区。毫针刺，中等刺激，持续运针时嘱患者徐徐活动颈项部。

3. 注意事项

睡眠时注意枕头的高低要适宜，避风寒，反复出现落枕者应排除是否有颈椎病。

四、中风

中风是以突然晕倒、不省人事，伴口角㖞斜、言语不利、半身不遂，或仅以口㖞、半身不遂为主症的病证。本病因发病急骤，症见多端，病情变化迅速，与风之善行数变特点相似，故名"中风""卒中"。本病的发病率和死亡率较高，常留有后遗症。

【辨证要点】

中风根据有无神志改变分为中经络和中脏腑两大类。

1. 中经络

主要表现为半身不遂，舌强语謇，口角㖞斜而无意识障碍。若兼见面红目赤，眩晕头痛，心烦易怒，口苦咽干，便秘，尿黄，舌红或绛，苔黄燥，脉弦有力者，为肝阳暴亢；若兼见肢体麻木或手足拘急，头晕目眩，苔白腻或黄腻，脉弦滑者，为风痰阻络；若兼见口黏痰多，腹胀便秘，舌红，苔黄腻或灰黑，脉弦滑大者，为痰热腑实；若兼见肢体软弱，偏身麻木，手足肿胀，面色淡白，气短乏力，心悸自汗，舌暗，苔白腻，脉细涩者，为气虚血瘀；若兼见肢体麻木，心烦失眠，眩晕耳鸣，手足拘挛或蠕动，舌红，苔少，脉细数者，为阴虚风动。

2. 中脏腑

主要表现为神志恍惚、迷蒙，嗜睡或昏睡，甚者昏迷，半身不遂。若兼见神昏，面赤气粗，牙关紧闭，口噤不开，肢体强痉，两手握固，二便不通，苔黄腻，脉洪大而数者，为闭证；若兼见面色苍白，瞳神散大，手撒口开，二便失禁，气息短促，四肢逆冷，舌痿，脉细弱或脉微欲绝者，为脱证。

【治疗方法】

1. 基本治疗

（1）治法　①中经络：醒脑开窍，滋补肝肾，疏通经络。以手厥阴经、督脉及足太阴经腧穴为主。②中脏腑：醒脑开窍，启闭固脱。以手厥阴经及督脉腧穴为主。

（2）主穴　①中经络：内关、水沟、三阴交、极泉、尺泽、委中。②中脏腑：内关、水沟。

（3）配穴　①中经络：肝阳暴亢者，加太冲、太溪；风痰阻络者，加丰隆、合谷；痰热腑实者，加曲池、内庭、丰隆；气虚血瘀者，加足三里、气海；阴虚风动者，加太溪、风池；口角㖞斜者，加颊车、地仓；上肢不遂者，加肩髃、手三里、合谷；下肢不遂者，加环跳、阳陵泉、阴陵泉、风市；头晕者，加风池、完骨、天柱；足内翻者，加丘墟透照海；便秘者，加归来、丰隆、支沟；复视者，加风池、天柱、睛明、球后；尿失禁、尿潴留者，加中极、曲骨、关元。②中脏腑：闭证加十二井穴、太冲、合谷；脱证加关元、气海、神阙。

（4）方义　①中经络：心主血脉，藏神，内关为心包经络穴，可调理心神，疏通气血。脑为元神之府，督脉入络脑，水沟为督脉穴，可醒脑开窍，调神导气。三阴交为足三阴经交会穴，可滋补肝肾。极泉、尺泽、委中可疏通肢体经络。②中脏腑：内关调心神，水沟醒脑开窍。十二井穴点刺出血，可接通十二经气，调和阴阳。配太冲、合谷，平肝息风。关元为任脉与足三阴经交会穴，灸之可扶助元阳。神阙为生命之根蒂，真气所系，配合气海可益气固本，回阳固脱。

（5）操作 ①中经络：内关用泻法；水沟用雀啄法，以眼球湿润为度；刺三阴交时，沿胫骨内侧缘与皮肤呈45°角向上斜刺，用提插补法；刺极泉时，在原穴位置下1寸心经上取穴，避开腋毛，直刺进针，用提插泻法，以患者上肢有麻胀和抽动感为度；尺泽、委中直刺，用提插泻法使肢体有抽动感；余穴按虚补实泻法操作。②中脏腑：内关、水沟操作同前。十二井穴用三棱针点刺出血；太冲、合谷用泻法，强刺激；关元、气海用大艾炷灸法，神阙用隔盐灸法，直至四肢转温为止。

2. 其他治疗

（1）头针法 选顶颞前斜线、顶颞后斜线、顶旁1线及顶旁2线，毫针平刺入头皮下，快速捻转2~3分钟，每次留针30分钟，留针期间反复捻转2~3次，行针时嘱患者活动患侧肢体。

（2）电针法 在患侧上、下肢各选两个腧穴，针刺得气后留针，接通电针仪，刺激强度以患者肌肉微颤为度，每次通电20~30分钟。

3. 注意事项

针刺治疗痉挛性瘫痪时，因肌肉处于痉挛状态，肌张力增高，容易出现滞针，故患者体位要舒适，且留针期间不得随意改变体位。

五、哮喘

哮喘是一种常见的反复发作性疾病。临床以突然起病、呼吸急促、喉间哮鸣，甚则张口抬肩、不能平卧为主要症状。哮与喘均有呼吸急促的表现，但症状略有不同。"哮"是呼吸急促，喉间有哮鸣音；"喘"是呼吸困难，甚则张口抬肩。临床上哮必兼喘，喘未必兼哮，两者病因病机大致相同。本病一年四季均可发病，尤以寒冷季节和气候急剧变化时多发。男女老幼皆可罹患。西医学中，哮喘多见于支气管哮喘、慢性喘息性支气管炎、肺炎、肺气肿、心源性哮喘等疾病中。

【辨证要点】

1. 实证

病程短，或当哮喘发作期，哮喘声高气粗，呼吸深长，呼出为快，体质较强，脉象有力。若兼见咳嗽喘息，遇寒触发，咳痰稀薄，形寒无汗，头痛，口不渴，脉浮紧，苔白薄者，为风寒外袭；若兼见咳喘，痰色黄或白，痰黏，咳痰不爽，胸中烦闷，咳引胸胁作痛，或见身热口渴，纳呆，便秘，脉滑数，苔黄腻者，为痰热阻肺。

2. 虚证

病程长，反复发作或当哮喘缓解期，哮喘声低气怯，气息短促，体质虚弱，脉象无力。若兼见喘促气短，动则加剧，喉中痰鸣，语言无力，吐痰稀薄，动则汗出，舌质淡或微红，苔薄白，脉细数或软而无力者，为肺气不足；若兼见气息短促，呼多吸少，动则喘甚，汗出肢冷，舌淡苔薄白，脉沉细者，为久病肺虚及肾。

【治疗方法】

1. 基本治疗

（1）治法　①实证：祛邪肃肺，化痰平喘。以手太阴经穴及相应背俞穴为主。②虚证：补益肺肾，止哮平喘。以相应背俞穴及手太阴、足少阴经穴为主。

（2）主穴　①实证：列缺、尺泽、膻中、肺俞、定喘。②虚证：肺俞、膏肓、肾俞、定喘、太渊、太溪、足三里。

（3）配穴　①实证：风寒者，加风门；风热者，加大椎、曲池；痰热者，加丰隆；喘甚者，加天突。②虚证：肺气虚者，加气海；肾气虚者，加阴谷、关元。

（4）方义　①实证：列缺为手太阴肺经络穴，可宣通肺气，祛邪外出。尺泽为手太阴肺经合穴，可肃肺化痰，降逆平喘。膻中乃气会穴，可宽胸理气，舒展气机。肺俞为肺之背俞穴，可宣肺祛痰。定喘为平喘之效穴。②虚证：肺俞、膏肓针灸并用，可补益肺气。补肾俞以纳肾气。肺经原穴太渊配肾经原穴太溪，可充肺肾真元之气。足三里调和胃气，以资生化之源，使水谷精微上归于肺，肺气充则自能卫外。定喘为平喘之效穴。

（5）操作　①实证：毫针泻法。风寒者可合用灸法，定喘穴刺络拔罐。②虚证：定喘用刺络拔罐，余穴用毫针补法。可酌用灸法或火罐法。

2. 其他治疗

耳针法　选平喘、对屏尖、肺、神门、皮质下。每次取 2～3 穴，毫针刺法。发作期用中、强刺激，缓解期用弱刺激。

3. 注意事项

哮喘发作 24 小时以上，或经治疗 12 小时以上仍未能控制者，易导致严重缺氧、酸碱平衡破坏及电解质紊乱，出现呼吸、循环衰竭，宜立即采取综合措施治疗。

六、呕吐

呕吐是以胃气上逆，胃内容物从口中吐出为主症的病证。呕吐是临床常见病证，既可单独为患，亦可见于多种疾病。古代文献以有声有物谓之呕，有物无声谓之吐，有声无物谓之干呕。因两者常同时出现，故并称为呕吐。呕吐可见于西医学中的急慢性胃炎、胃扩张、贲门痉挛、幽门痉挛、胃神经官能症、胆囊炎、胰腺炎等。

【辨证要点】

1. 实证

发病急，呕吐量多，吐出物多酸臭味，或伴寒热。若兼见呕吐清水或痰涎，食久乃吐，大便溏薄，头身疼痛，胸脘痞闷，喜暖畏寒，苔白，脉迟者，为寒邪客胃；若兼见食入即吐，呕吐酸苦热臭，大便燥结，口干而渴，喜寒恶热，苔黄，脉数者，为热邪内蕴；若兼见呕吐清水痰涎，脘闷纳差，头眩心悸，苔白腻，脉滑者，为痰饮内阻；若兼见呕吐多在食后，脘腹胀满，吐后舒畅，嗳气厌食，苔厚腻，脉滑实者，为饮食停滞；若兼见呕吐多在精神受刺激时发作，吞酸，频频嗳气，平时多烦善怒，苔薄白，脉弦者，为肝气犯胃。

2. 虚证

病程较长，发病较缓，时作时止，吐出物不多，腐臭味不甚。若兼见饮食稍有不慎，呕吐即易发作，时作时止，呕而无力，纳差便溏，面色白，倦怠乏力，舌淡苔薄，脉弱无力，为脾胃虚弱。

【治疗方法】

1. 基本治疗

（1）治法　和胃降逆，理气止呕。以手厥阴、足阳明经穴及相应募穴为主。

（2）主穴　内关、足三里、中脘。

（3）配穴　寒邪客胃者，加上脘、胃俞；热邪内蕴者，加合谷，并可用金津、玉液点刺出血；饮食停滞者，加梁门、天枢；痰饮内阻者，加膻中、丰隆；肝气犯胃者，加阳陵泉、太冲；脾胃虚弱者，加脾俞、胃俞；腹胀者，加天枢；肠鸣者，加脾俞、大肠俞；泛酸干呕者，加公孙。

（4）方义　内关为手厥阴经络穴，可宽胸利气，降逆止呕。足三里为足阳明经合穴，可疏理胃肠气机，通降胃气。中脘乃胃之募穴，可理气和胃止呕。

（5）操作　毫针常规针刺，足三里用平补平泻法，内关、中脘用泻法。配穴根据具体情况按虚补实泻法操作，寒邪客胃和虚寒者可加用艾灸。呕吐发作时，可在内关穴行强刺激并持续运针 $1 \sim 3$ 分钟。

2. 其他治疗

（1）耳针法　选胃、贲门、食管、交感、神门、脾、肝。每次选 $3 \sim 4$ 穴，毫针刺法，中等刺激，亦可用埋针法、压丸法。

（2）穴位注射法　选穴参照基本治疗的穴位，用维生素 B_1 或维生素 B_{12} 注射液，每穴注射 $0.5 \sim 1\text{mL}$，每日或隔日 1 次。

3. 注意事项

对于上消化道严重梗阻、癌肿引起的呕吐及脑源性呕吐，应重视原发病的治疗，针灸只能做对症处理。

七、急性泄泻

泄泻亦称腹泻，是指排便次数增多，粪便稀薄，或泻出如水样。本病一年四季均可发生，但以夏秋两季多见。急性泄泻多见于西医学中的急慢性肠炎、胃肠功能紊乱等。

【辨证要点】

主要表现为发病势急，病程短，大便次数显著增多，小便减少。若兼见大便清稀，水谷相混，肠鸣腹痛，口不渴，身寒喜温，舌淡，苔白滑，脉濡缓者，为寒湿内盛；若兼见腹痛即泻，泻下急迫，便稀有黏液，肛门灼热，腹痛，口渴喜冷饮，小便短赤，舌红，苔黄腻，脉濡数者，为肠腑湿热；若兼见腹痛肠鸣，大便恶臭，伴有未消化的食物，泻后痛减，嗳腐吞酸，不思饮食，舌苔垢浊或厚腻，脉滑者，为食滞肠胃。

【治疗方法】

1. 基本治疗

（1）治法　除湿导滞，通调腑气。以足阳明、足太阴经穴为主。

（2）主穴　天枢、上巨虚、阴陵泉、水分。

（3）配穴　寒湿内盛者，加神阙；肠腑湿热者，加内庭；食滞肠胃者，加中脘。

（4）方义　天枢为大肠募穴，可调理肠胃气机。上巨虚为大肠下合穴，可运化湿滞，取"合治内腑"之意。阴陵泉可健脾化湿。水分利小便而实大便。

（5）操作　毫针泻法，神阙用隔姜灸法。

2. 其他治疗

（1）穴位注射法　选天枢、上巨虚。用黄连素注射液，或用维生素 B_1 或 B_{12} 注射液，每穴注射 0.5 ~ 1mL，每日或隔日 1 次。

（2）耳针法　选大肠、胃、脾、肝、肾、交感。每次取 3 ~ 4 穴，毫针刺，中等刺激。亦可用埋针法、压丸法。

3. 注意事项

对于重度泄泻者，应注意防止津液亏损，及时补充体液。

八、痛经

痛经是指妇女在行经前后或行经期间出现周期性小腹疼痛或痛引腰骶，甚至剧痛晕厥的一种病证。本病以青年妇女多见。西医学中，痛经可分为原发性痛经与继发性痛经。

【辨证要点】

1. 实证

腹痛多在经前或经期，疼痛剧烈，拒按，经色紫红或紫黑，有血块，血块排出后疼痛缓解。若兼见经前乳房胀痛，舌有瘀斑，脉细弦者，为气滞血瘀；若兼见腹痛有冷感，得热痛减，月经量少，色紫黑有块，苔白腻，脉沉紧者，为寒湿凝滞。

2. 虚证

腹痛多在经后，少腹绵绵作痛，柔软喜按，月经色淡、量少。若兼见面色苍白或萎黄，倦怠无力，头晕眼花，心悸，舌淡，舌体胖大、边有齿痕，脉细弱者，为气血不足；若兼见腰膝酸软，夜寐不宁，头晕耳鸣，视物模糊，舌红苔少，脉细者，为肝肾不足。

【治疗方法】

1. 基本治疗

（1）治法　①实证：行气活血，通经止痛。以足太阴经及任脉腧穴为主。②虚证：调补气血，温养冲任。以足太阴、足阳明经及任脉腧穴为主。

（2）主穴　①实证：三阴交、中极、次髎。②虚证：三阴交、足三里、气海。

（3）配穴　①实证：寒湿凝滞者，加归来、地机；气滞血瘀者，加太冲；腹胀者，加天枢、气海；胁痛者，加阳陵泉、光明；胸闷者，加内关。②虚证：气血不足者，加脾俞、胃俞；肝肾不足者，加太溪、肝俞、肾俞；头晕耳鸣者，加悬钟。

（4）方义 ①实证：三阴交为足三阴经交会穴，可通经止痛。中极为任脉腧穴，可通调冲任之气，散寒行气。次髎为治疗痛经的经验穴。②虚证：三阴交为肝、脾、肾三经之交会穴，可以健脾益气，调补肝肾，肝、脾、肾精血充盈，则胞脉得养，冲任自调。足三里为阳明经的合穴，补益气血。气海为任脉腧穴，可暖下焦，温养冲任。

（5）操作 ①实证：毫针泻法，寒邪甚者可用艾灸。②虚证：毫针补法，可加用灸法。

2. 其他治疗

（1）耳针法 选内生殖器、交感、皮质下、内分泌、神门、肝、肾、腹。每次选2~4穴，在所选的穴位处寻找敏感点，毫针刺法，快速捻转数分钟，每日或隔日1次，每次留针20~30分钟。也可用埋针法或压丸法。

（2）皮内针法 选气海、阿是穴、地机、三阴交。消毒穴位后，取揿钉型或麦粒型皮内针刺入，外用胶布固定，埋入2天后取出。

（3）皮肤针法 选下腹部任脉、带脉及足三阴经循行线，腰骶部督脉、膀胱经及夹脊穴。消毒后，腹部从肚脐向下叩刺到耻骨联合部，腰骶部从腰椎到骶椎，先上后下，先中央后两旁，以所叩部位出现潮红为度，每次叩刺10~15分钟，以痛止、腹部舒适为度。

（4）穴位注射法 选中极、关元、次髎、关元俞。用2%普鲁卡因或当归注射液，每穴注射1~2mL，隔日1次。

3. 注意事项

针灸对原发性痛经有较好的疗效，对于继发性痛经，运用针灸治疗减轻症状后，应及时诊断原发病，针对原发病进行治疗。注意经期卫生和保暖，经期避免过食生冷、重体力劳动、剧烈运动和精神刺激。

九、扭伤

扭伤是由于剧烈运动、用力不当、跌仆、牵拉及过度扭转等，使受外力的关节产生超出正常范围的活动而引起的关节周围软组织损伤，如肌肉、肌腱、韧带、筋膜、关节囊等组织产生的撕裂、断裂或移位等，无骨折、脱臼、皮肉破损的症状。扭伤属于中医学"伤筋"的范畴，大多发生在关节部位。基本病机是经气运行受阻，气血瘀滞。主要表现是局部肿痛，甚至关节活动受限。

【辨证要点】

扭伤部位疼痛，关节活动障碍，局部肿胀，伤处皮肤发红或青紫。若兼见皮色发红，多为皮肉损伤，青色多为筋伤，紫色多为瘀血留滞；若新伤疼痛肿胀，活动不利者，为气血瘀滞；若陈伤每遇天气变化而反复发作者，为寒湿侵袭、瘀血阻络。此外，还应根据扭伤部位的经络所在，辨别扭伤属于何经脉。例如，一般脊椎正中扭伤多伤在督脉，一侧或两侧腰部扭伤多伤在足太阳膀胱经等。

【治疗方法】

1. 基本治疗

(1) 治法 祛瘀消肿，舒筋通络。以受伤局部腧穴和临近取穴为主。

(2) 主穴 ①颈部：大椎、天柱、风池、后溪。②肩部：肩髃、肩髎、臑俞、肩贞。③肘部：曲池、小海、天井、少海。④腕部：阳池、阳溪、阳谷、外关、大陵。⑤腰部：肾俞、腰阳关、腰眼、委中。⑥髀部：环跳、秩边、居髎、承扶。⑦膝部：膝眼、鹤顶、梁丘、阳陵泉、膝阳关。⑧踝部：解溪、昆仑、申脉、照海、丘墟。

(3) 配穴 各部位扭伤均可加阿是穴；颈部和腰脊部扭伤可加相应夹脊穴。

(4) 方义 扭伤多为关节筋伤，属经筋病，"在筋守筋"，故治疗当以扭伤局部取穴为主，以疏通经络，散除局部的气血壅滞，通则不痛。

(5) 操作 诸穴均用毫针泻法；陈旧性损伤可用灸法。

2. 其他治疗

(1) 耳针法 选取相应扭伤部位的敏感点、神门，毫针刺，中强度刺激，或用埋针法、压丸法。

(2) 刺络拔罐法 选取阿是穴，用皮肤针叩刺疼痛肿胀局部，以微渗血为度，加拔火罐，适用于新伤局部血肿明显者、陈伤瘀血久留者或寒邪侵袭、瘀血阻络者等。

3. 注意事项

受伤后适当限制扭伤局部的活动，避免加重损伤。扭伤早期应配合冷敷止血，然后再予以热敷，以助消散瘀血。病程长者要注意局部护理。扭伤局部要注意保暖，避免风寒湿邪的侵袭。

十、牙痛

牙痛是指因各种原因引起的牙齿疼痛，为口腔疾患中常见的症状之一。牙痛的发生常与外感风热、胃肠积热、体弱过劳等因素有关，遇冷、热、酸、甜等刺激时牙痛发作或加重。本病属中医学"牙宣""骨槽风"范畴，可见于西医学中的龋齿、牙髓炎、根尖周围炎和牙本质过敏等。

【辨证要点】

主要表现为牙齿疼痛。若牙痛剧烈，牙龈红肿甚至出血，兼见口臭、口渴、便秘、脉洪数等症状者，为胃火牙痛；若发作急骤，痛甚而龈肿，兼见形寒身热、脉浮数等症状者，为风火牙痛；若起病缓，牙齿隐隐作痛，时作时止，口不臭，齿龈萎缩，甚则牙齿浮动，兼见腰膝酸软、手足心热、头晕眼花、舌红少苔、脉细数者，为肾虚牙痛。

【治疗方法】

1. 基本治疗

(1) 治法 祛风泻火，通络止痛。以手、足阳明经穴为主。

(2) 主穴 合谷、颊车、下关。

(3) 配穴 风火牙痛者，加外关、风池；胃火牙痛者，加内庭、二间；肾虚牙痛者，加太溪、行间。

（4）方义 手阳明经入上下齿，合谷为手阳明经原穴，远部选穴，可疏通阳明经络，并兼有祛风作用，可通络止痛，为治疗牙痛之要穴。颊车、下关为近部选穴，可疏通足阳明经。

（5）操作 主穴用泻法，循经远取可左右交叉刺，合谷持续行针 1～3 分钟。配穴太溪用补法，行间用泻法，余穴均用泻法。

2. 其他治疗

耳针法 选上颌、下颌、神门、上屏尖、牙痛点。每次取 2～3 穴，毫针刺，强刺激，留针 20～30 分钟，亦可用埋针法、压丸法。

3. 注意事项

牙痛的原因很多，应针对原发病进行治疗。注意口腔卫生，避免冷、热、酸、甜等的刺激。

十一、晕厥

晕厥是指骤起的意识和行动丧失。其特征为突然昏仆，不省人事，四肢厥冷。轻者昏厥时间较短，数秒至数分钟后恢复清醒；重者昏厥时间较长，甚至一厥不复而死亡。西医学中的一过性脑缺血、体位性低血压、低血糖等可引起晕厥。

【辨证要点】

主要表现为自觉头晕乏力，眼前发黑，泛泛欲吐，继则突然昏仆，不省人事，四肢厥冷。若素体虚弱，因疲劳惊恐而致昏仆，面白唇淡，四肢厥冷，气短，目陷口张，息微汗出，舌淡，脉沉微无力者，为虚证；若素体健壮，因外伤、暴怒等致突然昏仆，不省人事，面赤唇紫，呼吸急促，牙关紧闭，肢痉握拳，舌淡苔薄白，脉沉弦者，为实证。

【治疗方法】

1. 基本治疗

（1）治法 苏厥醒神。以督脉及手厥阴经腧穴为主。

（2）主穴 水沟、中冲、涌泉、足三里。

（3）配穴 虚证者，加气海、关元、百会；实证者，加合谷、太冲。

（4）方义 水沟属督脉腧穴，督脉入脑上颠，取之有开窍醒神之功。中冲为心包经的井穴，能调阴阳经气之逆乱，为治疗昏厥之要穴。涌泉可激发肾经之气，最能醒神开窍，多用于昏厥之重证。足三里可补益气血，以滋养神窍。

（5）操作 足三里用补法，水沟、中冲用泻法，涌泉用平补平泻法。配穴按虚补实泻法操作，气海、关元、百会用灸法。

2. 其他治疗

（1）耳针法 选神门、肾上腺、心、皮质下，毫针刺，强刺激。

（2）刺络法 选十二井穴、十宣、大椎。毫针刺后，大幅度捻转数次，出针后使其出血数滴，适用于实证。

3. 注意事项

针灸对情绪波动、外伤疼痛引起的晕厥效果良好，对于其他原因引起者，可作为临时辅助治疗。在针灸救治晕厥的同时，应进行详细检查，明确病因，以便及时采取相应的治疗措施。

十二、虚脱

虚脱发病急暴，证候凶险。虚脱的发生常与大汗、大吐、大泻、大出血、外感六淫邪毒等因素有关，若大汗、大吐、大泻、大出血或温热之邪久留，可严重损伤气血津液，导致亡阴；若元阳素亏，寒邪深重，以致正不胜邪，阳气虚陷，可导致亡阳。西医学中，虚脱多见于各种原因引起的休克。

【辨证要点】

主要表现为面色苍白或发绀，神情淡漠，或烦躁不安，反应迟钝或昏迷，少尿或二便失禁，张口自汗，肢冷肤凉，血压下降，脉微细或芤大无力。若兼见呼吸微弱，口唇发绀，舌质胖，脉细无力者，为亡阳；若兼见口渴喜饮，烦躁不安，唇舌干红，脉细数无力者，为亡阴；若神志不清转入昏迷，呼吸微弱，心音低钝，脉微欲绝，为阴阳俱脱之危候。

【治疗方法】

1. 基本治疗

（1）治法　回阳固脱，苏厥救逆。以督脉、任脉腧穴为主。

（2）主穴　素髎、水沟、内关。

（3）配穴　亡阳配气海、足三里；亡阴配太溪、涌泉；神志昏迷配中冲、涌泉；肢冷脉微配关元、神阙、百会。

（4）方义　素髎属督脉，有升阳救逆、开窍清热之功，急刺可使血压回升；水沟是苏厥救逆之要穴，急刺可回阳固脱；内关可宁心安神。三穴合用，可回阳固脱，苏厥救逆。

（5）操作　毫针刺，用补法，配合灸法。

2. 其他治疗

（1）耳针法　选肾上腺、皮质下、心，毫针刺，强刺激。

（2）艾灸法　选百会、膻中、神阙、关元、气海，艾炷直接灸，每次2~3穴，用中等艾炷灸至回汗为止。

3. 注意事项

虚脱可由多种原因引起，发病突然，病情复杂，须针对病因采取不同的综合治疗方法，针灸可作为抢救措施之一。

十三、高热

高热是指体温超过39℃的一种急性症状，是机体对致病因子的一种强烈反应。高热对人体消耗很大，必须尽快采取措施，并应积极寻找病因，针对原发病进行治疗。

【辨证要点】

主要表现为高热，体温在39℃以上，发病急，病程短。若兼见高热恶寒，咽干咽痛，头痛，咳嗽，舌红苔黄，脉浮数者，为风热表证；若兼见咳嗽，痰黄而稠，咽干口渴，脉数等症者，为肺热证；若兼见高热汗出，烦渴引饮，舌红，脉洪数者，为热在气分；若兼见高热夜甚，斑疹隐隐，吐血便血，舌绛心烦，甚则出现神昏谵语、抽搐者，为热入营血。

【治疗方法】

1. 基本治疗

（1）治法　清热泻火。以督脉及手太阴、手阳明经腧穴及井穴为主。

（2）主穴　大椎、十二井穴、十宣、曲池、合谷。

（3）配穴　风热者，加鱼际、外关；肺热者，加尺泽；气分热盛者，加内庭；热入营血者，加内关、血海；抽搐者，加太冲；神昏者，加水沟、内关。

（4）方义　大椎属督脉，为诸阳之会，总督一身之阳，能宣散全身阳热之气。十二井穴、十宣皆在四末，为阴阳经交接之处，点刺放血具有明显的退热作用。曲池为手阳明经合穴，配合谷可宣肺解表，清泻阳明实热。诸穴共奏疏解表邪、清热泻火之功。

（5）操作　毫针泻法。大椎刺络拔罐放血，十宣、十二井穴点刺放血。

2. 其他治疗

（1）耳针法　选耳尖、耳背静脉、肾上腺、神门。耳尖、耳背静脉用三棱针点刺放血，余穴用毫针刺，强刺激。

（2）刮痧法　选脊柱两侧和背俞穴。用特制刮痧板或瓷汤匙蘸食油或清水，刮脊柱两侧和背俞穴，刮至皮肤红紫色为度。

3. 注意事项

高热时水分丢失增多，加之食欲减退，应及时补充水分和电解质。

十四、抽搐

抽搐是由肌肉痉挛所引起的一种临床常见症状，主要表现为四肢不自主地抽动、项背强直，甚至口噤、角弓反张等。西医学中，抽搐属神经系统症状，常发生于颅内感染、颅脑外伤、脑肿瘤、癫痫、高热等疾病中。

【辨证要点】

本病以四肢抽搐为特征，或有短时间的意识丧失，两目上翻或斜视，牙关紧闭，或口吐白沫，二便失禁，严重者伴有昏迷。若兼见表证，起病急骤，有汗或无汗，头痛神昏，舌红苔黄，脉洪数者，为热极生风；若兼见壮热烦躁，昏迷痉厥，喉间痰鸣，牙关紧闭，舌红，苔黄腻，脉滑数者，为痰热化风；若兼见低热，伴有手足抽搐，露睛，心烦不宁，精神疲倦，脉细无力者，为血虚生风。

【治疗方法】

1. 基本治疗

（1）治法　醒脑开窍，息风止痉。以督脉及手足厥阴、手阳明经腧穴为主。

（2）主穴　水沟、内关、合谷、太冲。

（3）配穴　发热者，加大椎、曲池；神昏者，加十宣、涌泉；痰盛者，加阴陵泉、丰隆；血虚者，加血海、足三里。

（4）方义　督脉入络脑，水沟为督脉要穴，可醒脑开窍，调神导气。心主血脉，内关为手厥阴心包经之络穴，可调理心气，活血通络，助水沟醒脑开窍。合谷、太冲相配，称为"开四关"，为息风止痉之首选穴。根据急则治标的原则，先宜息风止痉，然后对因治疗。

（5）操作　毫针泻法。

2. 其他治疗

耳针法　选皮质下、肝、脾、缘中、耳中、心。每次选 3~4 穴，毫针刺，强刺激。

3. 注意事项

针灸治疗抽搐有一定疗效，可镇惊止痉以救急，痉止之后必须查明病因，及早作出诊断，采取针对病因的治疗措施。

十五、内脏绞痛

内脏绞痛泛指内脏不同部位出现的剧烈疼痛。

（一）心绞痛

心绞痛是指因冠状动脉供血不足，心肌急剧地、暂时性缺血与缺氧所引起的以胸痛为突出表现的临床综合征。典型的心绞痛表现为突然发作的胸骨下部后方或心前区压榨性、闷胀性或窒息性疼痛，可放射到左肩、左上肢前内侧及无名指和小指。

【辨证要点】

突然发作的胸骨下部后方或心前区压榨性、闷胀性或窒息性疼痛，可放射到左肩、左上肢前内侧及无名指和小指，伴有面色苍白、出汗、表情焦虑和恐惧感。多因劳累、情绪激动、饱食、受寒等因素诱发，疼痛一般持续 1~5 分钟，很少超过 15 分钟。

【治疗方法】

1. 基本治疗

（1）治法　通阳行气，活血止痛。以手厥阴、手少阴经穴为主。

（2）主穴　内关、阴郄、膻中。

（3）配穴　气滞血瘀者，加血海、太冲。

（4）方义　内关为手厥阴心包经之络穴及八脉交会穴之一，可调理心气，活血通络，为治疗心绞痛的特效穴。阴郄为手少阴心经之郄穴，可缓急止痛。膻中为手厥阴心包经之募穴，又为气会穴，可疏调气机，治心胸疾患。

（5）操作　毫针常规刺，根据具体情况按虚补实泻法操作。

2. 其他治疗

耳针法　选心、小肠、交感、神门、内分泌。每次选 3~5 穴，毫针刺，强刺激。

3. 注意事项

针灸治疗心绞痛有缓急止痛的作用，对重症心绞痛或持续发作，有心肌梗死可疑者，应慎重处理，必须采取相应的综合治疗措施，及时救治。

（二）胆绞痛

胆绞痛是以右上腹胆区绞痛、阵发性加剧或痛无休止为主要特征的一种临床常见的急腹症，属于中医学"胁痛"范畴。多见于西医学中的各种胆道疾患，如胆囊炎、胆管炎、胆石症、胆道蛔虫症等。

【辨证要点】

突发性右上腹绞痛，呈持续性、阵发性加剧，疼痛部位拒按，并向右肩背部放射。若胆绞痛因情绪波动而发作，并伴见胸闷，嗳气，纳差，恶心呕吐，心烦易怒，舌苔薄白，脉弦紧者，为肝胆气滞；若右上腹绞痛，并伴见寒战发热，冷汗淋漓，口苦咽干，甚者目黄，身黄，尿黄，便秘，舌苔黄腻，脉弦数者，为肝胆湿热；若右上腹及剑突下钻顶样剧痛、拒按，辗转不安，并伴有寒战发热，恶心呕吐或吐蛔，纳差，舌苔薄白，脉弦紧者，为蛔虫妄动。

【治疗方法】

1. 基本治疗

（1）治法　疏肝利胆，行气止痛。以足少阳经穴及肝胆的俞募穴为主。

（2）主穴　胆囊穴、阳陵泉、胆俞、肝俞、日月、期门。

（3）配穴　肝胆气滞者，加太冲、丘墟；肝胆湿热者，加行间、阴陵泉；蛔虫妄动者，加百虫窝、迎香透四白；呕吐者，加内关、足三里；黄疸者，加至阳；发热者，加曲池、大椎。

（4）方义　胆俞配日月、肝俞配期门为俞募配穴，每次用一组，选取右侧，以疏肝利胆而止痛。阳陵泉为足少阳经之合穴、下合穴，"合治内腑"，可疏利肝胆之腑。胆囊穴为治疗胆腑疾病的经验穴。

（5）操作　毫针泻法。

2. 其他治疗

耳针法　选肝、胰、胆、交感、神门、耳迷根。急性发作时用毫针刺，强刺激，持续捻针；剧痛缓解后再行耳穴压丸法，两耳交替进行。

3. 注意事项

针灸治疗急性发作、病程短、无严重并发症的胆绞痛疗效理想，但同时要注意查明病因，对有严重并发症或结石较大且有梗阻倾向者，可采用中西医结合综合治疗。

（三）肾绞痛

肾绞痛多见于泌尿系结石症，以剧烈腰区疼痛或侧腹部绞痛为主要特征，呈阵发性和放射性，可伴有血尿、排尿异常。

【辨证要点】

腰部或侧腹部剧烈绞痛，绞痛突然发生，疼痛多呈持续性或间歇性，沿输尿管向髂窝、会阴、阴囊及大腿内侧放射，并出现血尿或脓尿，排尿困难或尿流中断，肾区可有叩击痛。

【治疗方法】

1. 基本治疗

（1）治法　清利湿热，通淋止痛。以相应背俞穴及足太阴经穴为主。

（2）主穴　肾俞、三焦俞、关元、阴陵泉、三阴交。

（3）配穴　尿血者，加血海、太冲；湿热重者，加委阳、合谷。

（4）方义　本病病位在肾、膀胱，肾俞、三焦俞位于肾区，为肾和膀胱的背俞穴，又为足太阳膀胱经穴，配关元可疏利肾、膀胱及局部气机。阴陵泉为足太阴经合穴，三阴交通脾、肝、肾三经，远取三阴交、阴陵泉可疏肝行气，健脾化湿，益肾利尿，化瘀通滞。

（5）操作　毫针泻法。

2. 其他治疗

耳针法　选肾、输尿管、交感、皮质下、三焦。毫针刺，强刺激。

3. 注意事项

针灸对肾绞痛有较好的止痛效果，疼痛缓解后，应进一步治疗原发病。对于绞痛持续发作不能缓解者，应采取综合治疗，必要时应手术治疗。

第四章　推拿手法 ▷▷▷▷

一、一指禅推法

用拇指指端或螺纹面着力于受术部位，沉肩、垂肘、悬腕、掌虚、指实，通过前臂的主动摆动，带动腕关节做内、外摆动及拇指关节屈伸的联合动作，使所产生的力持续地作用于受术部位，称为一指禅推法（图4-1）。其中，以拇指指端着力者称为一指禅指端推法，以拇指螺纹面着力者称为一指禅螺纹面推法。一指禅推法亦可以拇指偏峰部着力操作，名为一指禅偏峰推法。

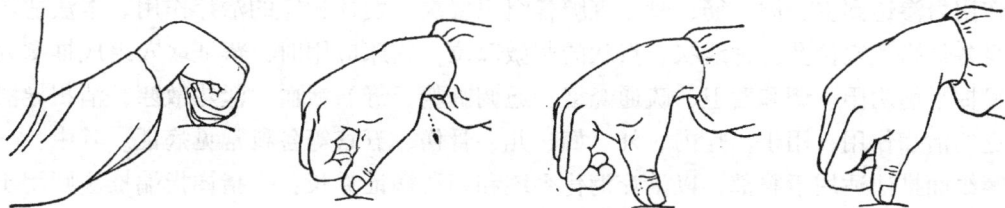

图4-1　一指禅推法

（一）具体操作

1. 预备姿势

术者取坐位或站位，双足放平踏稳，并略分开与肩等宽。坐势时要含胸拔背，腰部挺起以保持上身正直；站势时取丁字步。

施术上肢沉肩、垂肘、悬腕、掌虚、指实。

沉肩：肩关节放松，肩部自然下沉，肩关节略向前外方伸出15°~30°，使腋窝有容纳一拳大小的空间。

垂肘：肘部在肩部下沉与着力指支撑的条件下自然下垂，使肘尖指向下方，且肘部略低于腕部，前臂则在旋前位掌面朝下放平。

悬腕：腕关节自然悬垂屈曲，使桡骨下端与第一掌骨在腕关节处的夹角在90°~100°之间，并注意腕部的桡侧要稍高于尺侧。

掌虚：食、中、无名、小指呈自然屈曲状，手握空拳。

指实：拇指伸直，以拇指指端或螺纹面着力，稳定地支撑在受术部位上，拇指的纵轴与受术部位垂直。

2. 动作姿势

本法整个操作过程可分为外摆与内摆两个阶段。操作时，从预备姿势起始位开始，先以肘关节外伸，带动腕部、拇指向外摆动 30°~45°，即到外摆位；接着以肘关节内屈，带动腕部、拇指从外摆位向内经过起始位再向内摆动 30°左右，即到内摆位。一指禅指端推时，拇指掌指关节与指间关节也随之屈伸摆动。一指禅螺纹面推时，拇指掌指关节随之屈伸摆动，而指间关节始终保持背伸位。肘关节在整个摆动中的屈伸在 20°左右。如此往复，以拇指着力面为支撑点，以肘关节的屈伸运动带动腕与拇指，在起始位的两侧以均匀的节律内外摆动。

（二）临床应用

本法是一指禅推拿流派的代表手法，其特点是着力面小、压强大、渗透性强，刺激量的大小可随需要任意调节，是一种持续性、节律性的柔和刺激。本法既可"吸定"在穴位上做单穴定点操作，又可沿经络循行边推边走，即所谓"推穴道，走经络"。本法可根据疾病的新旧虚实、邪之表里深浅而调节手法的轻重缓急，应用平（平劲在皮肤）、浅（浅劲在肌肉）、深（深劲在筋骨）、陷（陷劲在骨面内脏）4 种不同的劲力，使作用力渗透到皮、肉、筋、骨、脏腑各组织层次，发挥相应的治疗作用。本法适用于全身各经络、穴位及各种线状、点状的刺激部位，临床应用时，辨证取穴组成推拿处方可发挥平衡阴阳、调和营卫、疏通经络、通调脏腑、舒筋活血、泄热散寒、消积导滞等广泛的治疗作用，用于治疗内、外、妇、儿、骨伤、五官等各科常见病证。其中，一指禅螺纹面推法适用于腹部，以治疗消化系统和妇科病证见长；一指禅指端推法则用于治疗头痛、眩晕、失眠、肝郁、痹证等内科杂病。

（三）注意事项

1. 在整个施术过程中，不要耸肩、夹腋，拇指与屈曲的食指桡侧面不要捏紧，四指不可用力握拳。

2. 在摆动的过程中，前臂要放平，不可旋转，拇指的着力点要"吸定"在受术部位上，不得在皮肤表面拖擦或滑动，即"端平吸定"。

3. 本法产生的力应从掌而发，通过手指作用于患者的体表，即"蓄力于掌，发力于指"。

4. 本法在操作时强调自然着力原则，无须主动用力向下按压，以免产生的作用力僵硬、重滞。

5. 内外摆动时动作变换要自然、流畅、平稳，不能跳动。

6. 本法在操作时腕部的摆动频率较快，可达 120~160 次/分，但拇指在受术部位上移动的速度要慢，即"紧推慢移"。

二、滚法

滚法又称指骨间关节滚法或握拳滚法，形成于丁季峰式㨰法之前，是一指禅推拿流派的传统手法之一。

（一）具体操作

1. 预备姿势

术者一般取站位，必要时可用高凳坐位。施术上肢沉肩、垂肘，前臂在旋内约45°的位置，腕关节自然屈曲120°左右，使食、中、无名指和小指近端指间关节的突起部吸定在受术部位上。

2. 动作姿势

操作时，术者手握空拳，拇指盖住拳眼，在前臂着力点支撑的条件下，以肘关节的周期性伸展与前臂内、外旋转的联合运动，带动腕关节屈伸与手掌内外摆动，在受术部位上做连续均匀的往返滚动，使所产生的力量轻重交替、持续不断地作用于受术部位（图4-2）。

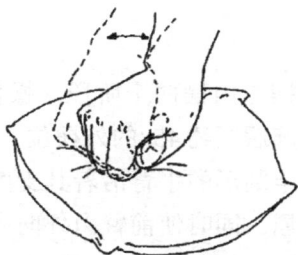

图4-2　滚法

（二）临床应用

本法主要适用于在颈项、肩背、腰臀及四肢等肌肉较丰厚的部位，具有舒筋活血、解痉止痛、松解粘连、滑利关节等作用，可治疗风湿酸痛、肌肤麻木、肢体瘫痪、运动功能障碍等病证。

（三）注意事项

1. 手背着力面必须紧贴受术部位，不能在受术部位上来回拖擦或滑动。
2. 力度与节律要均匀，不能忽快忽慢，时轻时重。
3. 滚法操作时，要避免掌指关节在受术者骨骼突起处滚动。
4. 频率为140~160次/分。
5. 紧滚慢移。

三、㨰法

以手背部小指侧着力，通过前臂的旋转和腕关节的屈伸运动，使着力部在治疗部位持续不断地来回滚动，称为㨰法。㨰法是㨰法推拿流派的代表手法，由丁季峰先生所创。丁季峰先生在滚法的基础上，将手背尺侧作为接触面，并增加了手腕关节的屈伸运动，不但增加了刺激量，而且使手法又富有柔和感，为了与滚法相区别，故取名㨰法。

（一）具体操作

1. 预备姿势

术者一般取站位，必要时可用高凳坐位。站势时，两下肢分开与肩等宽或略宽于肩，双足踏稳，两腘空松，或取丁字步或弓步，步势要根据需要随时调节至适当宽度，上身保持正直并略向前倾，以利于发力。

施术上肢沉肩、垂肘、立臂、竖掌。

立臂：腕关节伸直，前臂处于中立位。

竖掌：手掌冠状面竖起，以小指掌指关节背侧吸定在受术部位，手掌冠状面与受术部位垂直。拇指伸直，余指呈自然屈曲状，以小指、无名指的掌指关节屈曲为最，余指屈曲的角度则依次减小。第1掌骨与拇指略内收，拇指的掌指关节与小指的掌指关节相对，使手背弓成半圆形。

2. 动作姿势

本法整个操作过程可分为外摆与内摆两个阶段。操作时，从预备姿势起始位开始，先使肘关节略外伸，同时使前臂旋后至约45°的外摆位，此时桡骨下端交叉到尺骨前方，并带动腕关节向前折屈，使弓成半圆形的手背沿着其支撑面在受术部位上完成外摆阶段的半周滚动；接着使肘关节略内屈，同时使前臂由外向内经过中立位再向内摆动至旋前约15°的内摆位，此时桡骨又回旋至尺骨的后方，腕关节亦随之由屈过渡到伸，手背的着力面在受术部位上完成内摆阶段的半周滚动（图4-3）。如此往复，在受术部位做节律性来回滚动。

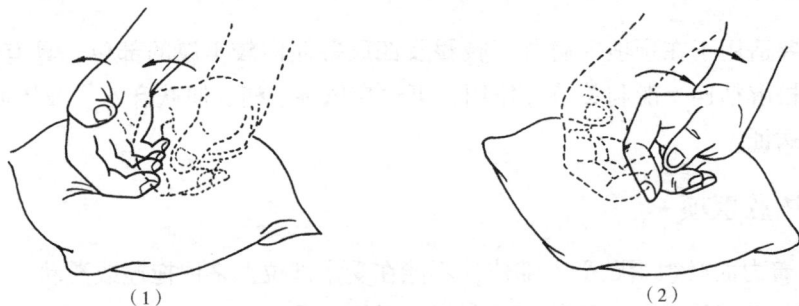

（1）　　　　　　　　　　　　（2）

图4-3　滚法

（二）临床应用

滚法接触面积大，刺激平和舒适，作用力强，深透作用明显，是临床常用的手法之一。本法除面部、前颈、胸腰部外，其他部位均可应用，特别适用于肩背、腰臀及四肢等肌肉较为丰厚的部位。本法具有舒筋通络、祛风散寒、温经祛湿、活血化瘀、解痉止痛、松解粘连、滑利关节等作用，适用于伤科、内科、妇科等多种疾病的治疗，尤以治疗运动系统与神经系统疾病见长，如颈椎病、肩周炎、腰椎间盘突出症、偏瘫、高血压、神经衰弱等。

（三）注意事项

1. 施术时，手背着力面要始终紧贴受术部位的皮肤，不能在治疗面上来回拖擦和滑动。
2. 施术力度和节律要均匀，不能忽快忽慢，时轻时重，或用重力向前硬顶。
3. 施术时，术手不要抬起离开受术部位，以免造成上下起落的敲击动作。
4. 施术上肢肘关节要高于腕关节，手的掌指关节和指间关节要保持自然屈曲。
5. 腕关节的屈伸交替要过渡自然，不要引起跳动。
6. 频率为 120～160 次/分。

四、摩法

摩法是指用食指、中指、无名指及小指指腹面或手掌面，着力于体表受术部位，做有节奏的环形平移摩动的手法。根据着力面的不同，可分为掌摩法和指摩法，其中以手掌为着力面进行摩动者称掌摩法，以手指为着力面进行摩动者称指摩法（图4-4）。

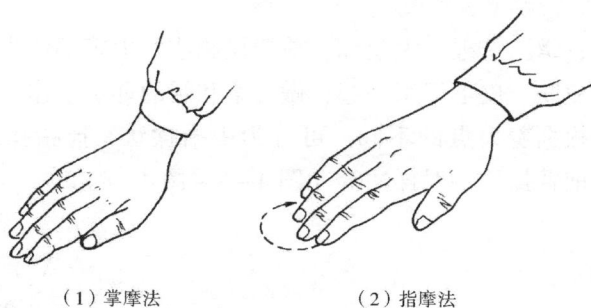

（1）掌摩法　　　　　（2）指摩法

图4-4　摩法

（一）具体操作

1. 预备姿势

术者取坐位，施术上肢沉肩、垂肘，前臂旋前，掌面朝下。掌摩时，腕略背伸，以手掌掌面着力于受术部位；指摩时，屈腕约160°，手掌抬起，食指、中指、无名指与小指并拢以指腹面着力于受术部位。

2. 动作姿势

掌摩时，以肩关节为支点，通过肩、肘关节的运动，带动手掌在受术部位做环形摩动。指摩时，以肘关节为支点，通过肘关节的轻度屈伸、前臂的主动运动，带动手指在受术部位做环形摩动。

（二）临床应用

摩法轻柔而舒适，具有益气和中、和胃健脾、疏肝理气、消积导滞、调节肠胃蠕动、镇静安神等功效，主要适用于胸胁、腹腰部，也可用于头面部。临床主要用于治疗中焦虚寒、脘腹胀满、肠鸣腹痛、胸闷气滞、胸胁胀痛、泄泻、便秘、下元虚冷、面瘫、面肌痉挛等病证。在少腹部操作时，顺时针方向摩运可调肠腑积滞，起到泄热通便的作用；逆时针方向摩运则能温中止泻，发挥温补下元的功效。

（三）注意事项

1. 操作时，仅与皮肤表面发生摩擦，不宜带动皮下组织，这是摩法与揉法的主要区别。

2. 《石室秘录》曰："摩法不宜急，不宜缓，不宜轻，不宜重，以中和之意施之。"摩动的速度和压力宜均匀、适中，一般操作频率在 100 ~ 120 周/分。

3. 指摩法适宜于面积较小的部位，操作时腕关节保持一定的紧张度，动作稍轻快；掌摩法适宜于面积较大的部位，操作时腕关节放松，动作稍重缓。

4. 摩法操作时，四周均匀着力，不能一边重一边轻。

5. 根据摩法的操作频率和运动方向，决定手法的补泻作用。例如，急摩为泻、缓摩为补，顺摩为补、逆摩为泄。

五、揉法

揉法是指以指、掌、掌根、大鱼际、前臂尺侧或肘尖等部位为着力点，吸定在受术部位上，带动受术皮肤、皮下组织一起，做轻柔和缓的环旋动作，使皮下组织层之间产生内摩擦的手法。根据着力点的不同，可分为中指揉法、拇指揉法、掌揉法、掌根揉法、大鱼际揉法、前臂揉法、肘揉法等（图 4 - 5 ~ 图 4 - 8）。

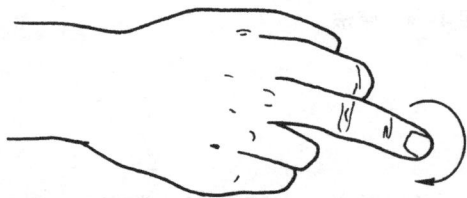

图 4 - 5　中指揉法　　　　　　　　图 4 - 6　拇指揉法

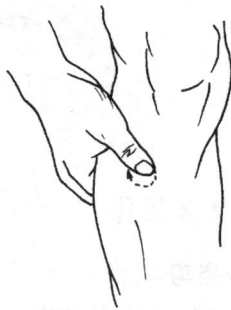

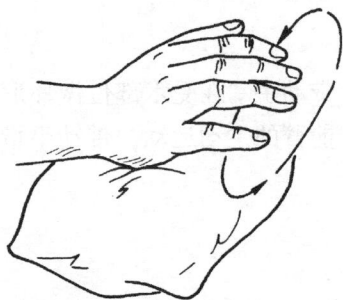

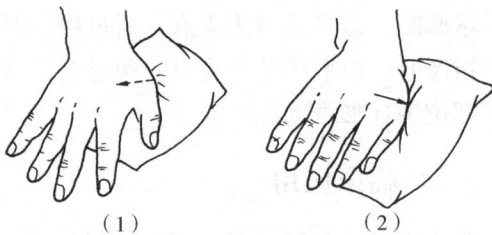

图 4 - 7　掌根揉法　　　　　　　　图 4 - 8　大鱼际揉法

（一）具体操作

1. 预备姿势

术者取坐位或站位，施术上肢沉肩、垂肘，以中指螺纹面、拇指螺纹面、掌、掌根、大鱼际、前臂尺侧或肘尖等部位为着力点，吸定在受术部位上。

2. 动作姿势

在肩、肘、前臂与腕关节的协同作用下，在受术部位上做小幅度的环旋揉动，并带动皮肤、皮下组织一起运动，使皮下组织之间产生轻柔和缓的内摩擦。大鱼际揉法时，拇指与第1掌骨内收，其余四指自然放松，用大鱼际吸定在受术部位上，稍用力下压，以肘关节为支点，前臂主动做有节律的摆动，带动腕关节左右摆动，使大鱼际在受术部位上做轻柔和缓的环旋揉动，并带动皮下组织一起运动。拇指揉法时，用拇指螺纹面吸定在受术部位上，余指置于合适的位置以助力，以腕关节为支点，拇指主动做环转运动，余指配合拇指做助力运动，使拇指螺纹面在受术部位上做轻柔和缓的小幅度环旋揉动，并带动皮下组织一起运动。中指揉法时，中指指间关节伸直，掌指关节微屈，用中指螺纹面吸定在受术部位上，以肘关节为支点，前臂做主动运动，通过腕关节使中指螺纹面在受术部位上做轻柔和缓的小幅度环旋揉动，并带动皮下组织一起运动。掌根揉法时，肘关节微屈，腕关节放松并略背伸，手指自然弯曲，用掌根部吸定在受术部位上，以肘关节为支点，前臂做主动运动，带动腕掌做小幅度的回旋运动，使掌根部在受术部位上做轻柔和缓的小幅度环旋揉动，并带动皮下组织一起运动。

（二）临床应用

揉法作用力轻柔和缓而深透，通过揉动产生的内摩擦，可在组织深层产生温热作用，适用于全身各部操作，是推拿临床常用手法之一。其中大鱼际揉法多用于头面、胸腹及四肢部，掌根揉法多用于腰背、臀部及四肢肌肉丰厚处，指揉法多用于全身各部腧穴及需要做点状刺激的部位，前臂揉法多用于腰背、臀部及四肢肌肉丰厚处。

揉法具有宽胸理气、健脾和胃、活血散瘀、消肿止痛、祛风散寒、温经通络、安神镇静、促进肠蠕动等功效，常用于治疗头痛、眩晕、失眠、面瘫、脘腹胀痛、胸闷胁痛、便秘、泄泻，以及腰背、四肢软组织损伤等病证。

（三）注意事项

1. 揉法操作时整个动作贵在柔和，揉动的幅度要由小而大，用力应先轻渐重。

2. 施术时，着力点应吸定在受术部位，带动皮肤、皮下组织一起运动，不能在皮肤表面摩擦或滑动。

3. 行大鱼际揉法时前臂有推旋动作，腕部宜放松；行指揉法时腕关节要保持一定的紧张度；行掌根揉法则腕关节略有背伸，松紧适度。

4. 操作频率一般为120～160次/分。

六、推法

推法是指用指、掌、拳或肘等部位着力于受术部位，运用适当的压力，向一定方向推动的手法。做单方向的直线推动，称为平推法，是推法中着力较重的一种，包括指推法、掌推法、拳推法、肘推法等，此外尚有旋推法、分推法、合推法等。

本法具有行气止痛、温经活络、调和气血、通络消瘀等功效，临床多用于治疗外感发热、腹胀便秘、食积、癃闭、高血压病、头痛、失眠、腰腿痛、腰背筋膜炎、风湿痹痛、感觉迟钝等病证。

推法的操作方式与擦法有相似之处，都为直线运动，但平推法是单方向移动，对体表压力较大，推进速度也缓慢，不要求局部发热，主要在于推动气血运行。

（一）掌推法

1. 具体操作

选择适宜体位，确定治疗部位。用掌面或掌根部着力于受术部位，腕关节略背伸，以肩关节运动带动掌面或掌根部进行单方向的直线推动（图4-9）。

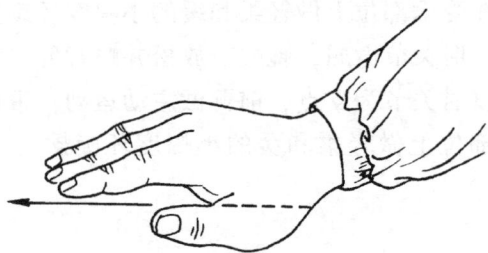

图4-9　掌推法

2. 临床应用

本法接触面较大、刺激缓和，适用于面积较大的部位，如胸、腹、背、腰和四肢部位。

3. 注意事项

（1）推动的速度要缓慢而均匀，推动时向下的压力要均匀适中，应轻而不浮、重而不滞。

（2）操作时，应手指在前，掌跟在后，紧贴体表进行单方向推动，返回时不用力。

（3）应参考经络及血液循行方向推动。

（二）指推法

1. 具体操作

选择适宜体位，确定治疗部位。用拇指端、拇指螺纹面或自然并拢的食、中、无名指指端等部位着力于受术部位，手指及腕臂部主动施力，进行单方向的直线推动（图4-10）。

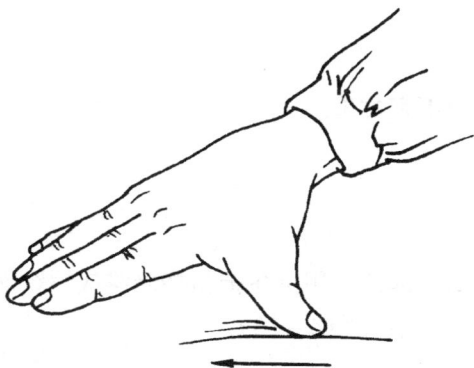

图 4 – 10 指推法

2. 临床应用

本法接触面较小，施力柔中含刚，易于查找和治疗小的病灶，常用于肌腱、腱鞘部位。

3. 注意事项

（1）推动时，压力应均匀适中，速度要缓慢而均匀。

（2）操作时，动作协调，紧贴体表，进行单方向推动，返回时不用力。

（三）肘推法

1. 具体操作

选择适宜体位，确定治疗部位。屈肘，用肘关节的尺骨鹰嘴着力于受术部位，另一侧手掌部扶握，屈肘侧掌顶以固定助力，以肩关节的运动带动肘部进行单方向的直线推动（图 4 – 11）。

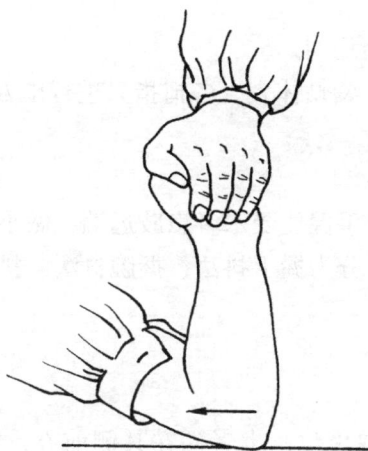

图 4 – 11 肘推法

2. 临床应用

本法是平推法中刺激量最强的手法，适用于脊柱两侧，以及背、腰、臀和下肢肌肉丰厚部位。

3. 注意事项

本法刺激量较大，压力不宜过重。

（四）拇指分推法

1. 具体操作

选择适宜体位，确定治疗部位。用两手拇指桡侧缘或螺纹面着力于受术部位，两手拇指自受术部位中间向两旁分推（图4-12）。

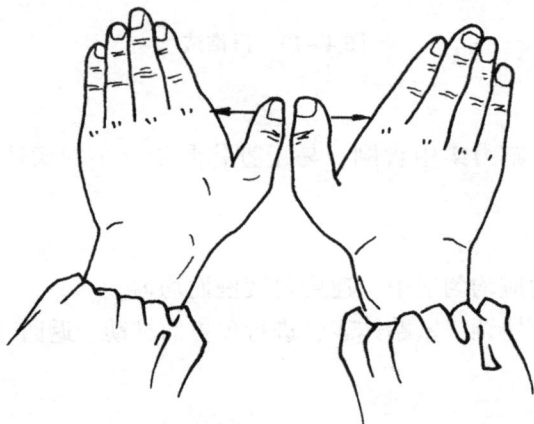

图4-12　拇指分推法

2. 临床应用

本法适用于前额及上胸部。

3. 注意事项

（1）推动时速度要缓慢而均匀。

（2）操作时，动作协调，紧贴体表，各拇指只进行单方向推动，返回时不用力。

七、抖法

抖法是指术者用双手或单手握住受术者患肢远端，做小幅度的连续抖动，使患肢及关节产生疏松感的手法。本法分为握手抖法、握腕抖法、抖下肢法、抖腰部法等。

（一）具体操作

1. 握腕抖法（图4-13）

（1）**预备姿势**　受术者取坐位，术者站在其侧前方，双手握住患肢腕关节，拇指在腕关节背侧并拢，四指在腕关节掌侧，使患肢掌面向下。

（2）**动作姿势**　术者轻轻用力将受术者患肢拉直，并牵引至前伸15°、外展45°左右的位置，再小幅度连续、快速地上下抖动上肢。

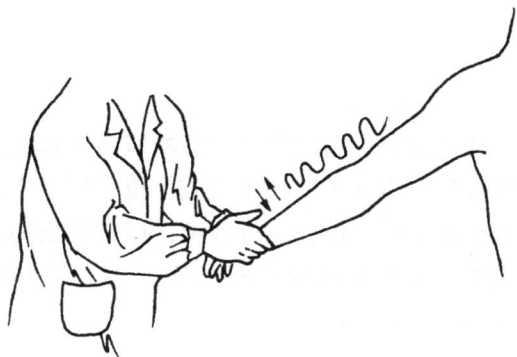

图 4 – 13　握腕抖法

2. 握手抖法

（1）**预备姿势**　受术者取坐位，术者站在其侧后方，一手扶其肩，一手握其手，使患肢掌面向外。

（2）**动作姿势**　术者轻轻将受术者患肢牵拉至前外侧位置，再小幅度连续、快速地前后抖动上肢。

3. 抖下肢法（图 4 – 14）

（1）**预备姿势**　受术者取仰卧位，下肢自然放松伸直，术者站在其足侧，双手握住患肢踝部。

（2）**动作姿势**　术者先将受术者患肢牵引至抬离床面约 30°，再小幅度连续、快速地上下抖动下肢。

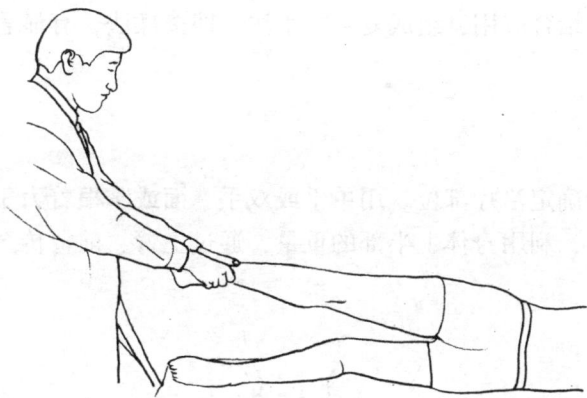

图 4 – 14　抖下肢法

4. 抖腰部法

（1）**预备姿势**　受术者取俯卧位，两手拉住床头或由助手固定其两腋部，术者站在其足侧，双手握住其两踝部。

（2）**动作姿势**　术者两臂伸直，身体后仰，用力牵引受术者腰部，使其腹部离开床面，待受术者腰部放松后，术者身体前倾，腰背腹部蓄力，协同双上肢用力牵拉并上下抖动受术者腰部。

（二）临床应用

抖法具有调和气血、疏通脉络、滑利关节、放松肌肉、理顺组织的功效，可用于治疗肩臂疼痛、腰腿疼痛等病证。本法主要用于四肢，也可用于腰部，常作为治疗的结束手法。用于治疗腰椎间盘突出症时，能拉宽椎间隙，促使突出的髓核还纳，松解突出物与神经根粘连，以缓解或解除对神经根的压迫。用抖法抖动四肢时，每次操作十几次，抖动腰部时，每次操作 3~4 次即可。

（三）注意事项

1. 受术肢体要自然伸直、放松，不要将受术肢体牵拉得太紧，使其处于充分放松状态。

2. 抖动的幅度要由大到小，频率要由慢到快。

3. 固定受术肢体的手不要捏得太紧，否则会使动作滞涩。

4. 术者呼吸自然，不可屏气。

八、按法

按法是指用指腹、掌或肘尖等部位着力，由轻渐重，由浅而深地反复垂直按压受术部位的手法。根据其着力部位的不同，可分为指按法、掌按法和肘按法等。

按法具有开通闭塞、解痉止痛、舒筋活血、蠲痹通络、壮筋养肌、温阳解表、理筋整骨及矫正脊柱畸形的作用，常用于治疗头痛、内脏疼痛、肢体酸痛麻木等病证。在临床上，按法常与揉法结合应用，组成复合类手法，即按揉法，有显著的临床实用价值。

（一）掌按法

1. 具体操作

选择适宜体位，确定治疗部位。用单手或双手掌面或掌根着力于受术部位，上身前倾，以肩关节为支点，利用身体上半部的重量，通过上臂、前臂传至手掌部，垂直向下按压（图 4-15）。

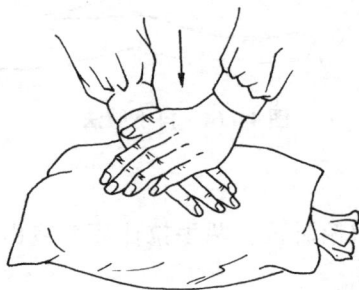

图 4-15 掌按法

2. 临床应用

掌按法适用于面积大而又较为平坦的部位，如腰背部、臀部、腹部、下肢部等。临床常用于治疗急、慢性腰背部肌筋膜炎、脊柱生理曲度变直或后弓畸形、腹痛等病证。

3. 注意事项

（1）用手掌面或掌跟着力于受术部位，垂直向下按压。

（2）操作时动作协调，逐渐加力，用力不能太大，以患者能耐受为度。

（二）指按法

1. 具体操作

选择适宜体位，确定治疗部位。用手指指端、螺纹面或指节着力于受术部位，以该指为着力点，逐渐用力，垂直向下按压（图4-16）。

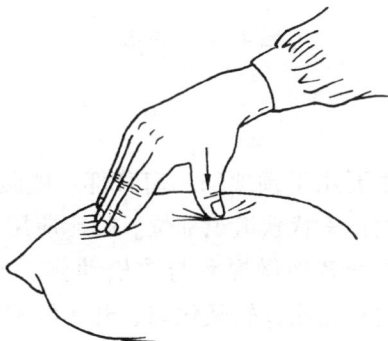

图4-16　指按法

2. 临床应用

指按法施术面积小，压强大，可以"以指代针"，发挥针刺样的治疗作用，适用于全身各部的经穴及压痛点，临床上以拇指按法为常用。指按法治疗范围较广，对软组织损伤、各种退行性病变及内、妇、五官科等疾病均适用。

3. 注意事项

（1）本法多用拇指操作。

（2）操作时应逐渐加力。

（3）垂直向下按压。

九、拿法

拿法是用拇指与其余手指缓缓地相对用力内收，将受术部位夹持、提起，并同时捻搓、揉捏的手法。其中，以拇指与食指着力者为二指拿法，以拇指与食指、中指着力者为三指拿法，以拇指与其余四指着力者为五指拿法，以拇指与全掌着力者为握拿法。

（一）具体操作

选择适宜体位，确定治疗部位。用拇指与其余手指对合呈钳形，指面着力于受术部位，施以夹力。腕关节放松，以掌指关节的屈伸运动所产生的力，捏拿受术部位（图4-17）。

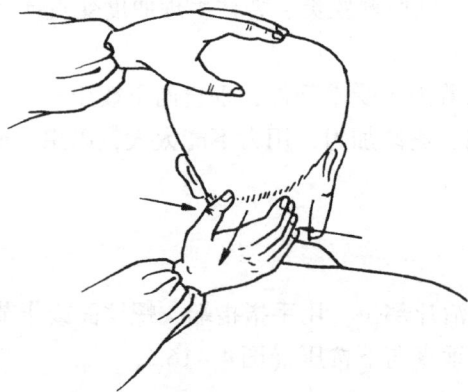

图4-17 拿法

（二）临床应用

本法刺激深重而柔和，主要用于颈项部、肩背部、侧腹部和四肢部的肌束、肌腱、痛性筋索等各种生理、病理性条索状软组织部位。临床应用时，可根据需要选用单手或双手操作。双手拿时，两手要交替地做提拿与放松动作。本法具有舒筋通络、解表发汗、祛风散寒、行气活血、解痉止痛、软坚化结、开窍醒神的功效。临床常和其他手法配合治疗颈椎病、软组织损伤、落枕、肩周炎、外感头痛、腹痛、半身不遂、骨化性肌炎、高血压、运动性疲劳等病证。

（三）注意事项

1. 用拇指和其余手指的指面着力，不能用指尖内扣，以免受术者感到刺痛。
2. 捏提中宜含有揉动之力，具有捏、提、揉3种成分。
3. 腕部要放松，使动作柔和灵活，具有协调性，连绵不断，且富有节奏感，不可死板僵硬。几种拿法要学会转换，以免损伤肌腱。
4. 拿捏时间不宜过长，次数不宜过多。
5. 拿法刺激量较强，临床应用时，可以配合揉摩，以缓解刺激引起的不适感。
6. 用力由轻到重，不可突然用力。

十、捏脊法

捏脊法是以手连续捏拿脊柱部肌肤并自下而上推移的一种特殊推拿操作方法。

（一）具体操作

患者俯卧位，术者坐或站在其侧。操作方法有两种：一种是二指捏脊法，即术者双手食指屈曲，用食指中节桡侧顶住皮肤，拇指在前，拇指螺纹面与食指中节同时相对用力提拿皮肤，食指向前推动，边捏边向项枕部缓缓推移；另一种是三指捏脊法，即术者用双手拇指桡侧顶住皮肤，食、中指在前，三指相对用力提拿皮肤，同时拇指向前推动，边捏边向项枕部推移（图4–18）。二指捏脊法或三指捏脊法都是将尾骨尖端的皮肤捏起，沿脊柱旁腧穴自下而上双手交替边捏边向上行，至大椎穴止，此谓平捏法；也可自下而上每捏三下，即向上提拿一次，直至大椎穴止，此谓提捏法。

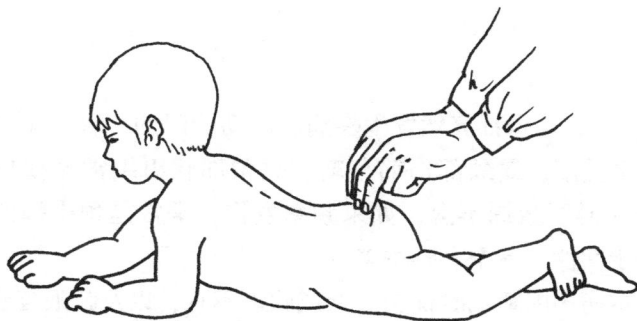

图4–18　三指捏脊法

（二）临床应用

本法有调整阴阳、健脾和胃、疏通经络、促进气血运行、改善脏腑功能等功效。临床上多用于治疗小儿疳积、腹泻、呕吐、消化不良等病证；亦可用于小儿保健，能促进小儿生长发育，增强抗病能力；对于治疗成人的消化系统疾患、月经不调、痛经及神经衰弱、失眠、自主神经功能紊乱等各种慢性病证均有良好的疗效。

（三）注意事项

1. 夹持皮肤的力度要松紧适宜，不要捏得太紧，避免引起疼痛。

2. 捏脊的路线要直，紧捏慢移。

3. 一般捏脊前，充分暴露受术部位的皮肤，可用少许滑石粉等介质以保护皮肤。

4. 一般治疗小儿患者时，每次捏5遍，其中3遍为平捏，2遍为提捏；治疗成人时，每次捏7遍，其中4遍为平捏，3遍为提捏。

第五章　常见病证的推拿治疗 ▷▷▷▷

一、落枕

落枕又称"失枕"，是颈部突然发生疼痛、活动受限的一种病证，主要是指急性单纯性颈项强痛，活动受限，属颈部伤筋范畴，是颈部软组织常见损伤之一。本病轻者4~5日自愈，重者可延至数周不愈，如果频繁发作，常常是颈椎病的先兆。本病好发于青壮年，男性多于女性，冬季、春季多发。

西医学认为，本病多因睡眠时枕头高低或软硬不宜，以及睡眠姿势不良等因素，致使颈部某一侧肌群长时间处于过度伸展状态而发生静力性损伤，使伤处肌肉缺血痉挛、僵硬不舒，引起疼痛，活动受限。临床中也有少数患者因颈部突然扭转或肩扛重物，致使颈部肌肉及软组织损伤，引起颈部疼痛。

中医学认为，本病的发生多由素体亏虚、气血不足、循行不畅、舒缩活动失调，或夜寐肩部外露、颈肩复受风寒侵袭，致使气血凝滞、肌筋不舒、经络痹阻，不通则痛，故而拘急疼痛、活动失灵。

本病主要表现为颈项强痛，活动受限，项背部或颈肩部压痛明显。颈肩部疼痛，头向患侧倾斜，颈肩部压痛明显为病在少阳经；项背部强痛，低头时加重，项背部压痛明显为病在督脉、太阳经；兼见恶风畏寒者，为风寒袭络；颈部扭伤者，为气血瘀滞。

【辨证要点】

1. 症状

（1）常在晨起后感到颈部疼痛，重者疼痛可牵及头部、肩部、背部及上肢部。

（2）颈项相对固定于某一体位，常歪向患侧，转动不利，各方向活动均受牵掣，向患侧活动时功能障碍尤其明显。

2. 体征

（1）常可触及胸锁乳突肌、斜方肌、肩胛提肌处痉挛。

（2）常在颈项部受累肌肉处有明显压痛。胸锁乳突肌痉挛者，在胸锁乳突肌处有肌紧张感和压痛；斜方肌痉挛者，在锁骨外1/3处或肩井穴处或肩胛骨内侧缘处有肌紧张感和压痛；肩胛提肌痉挛者，在第1~4颈椎棘突旁和肩胛骨内上角处有肌紧张感和压痛。

3. 理化检查

根据临床症状及体征即可做出诊断，一般不需要影像学检查，X线检查一般无特殊发现，或仅有生理曲度的改变。

【治疗方法】

1. 治则

舒筋活血，温经通络。

2. 取穴

风池、风府、风门、肩井、天宗、肩外俞等。

3. 手法

一指禅推法、滚法、弹拨法、按法、揉法、拿法、拔伸法、擦法等。

4. 操作步骤

（1）滚推颈项放松法　患者坐位，术者立于其后，用轻柔的滚法、一指禅推法在患侧颈项及肩部施术3～5分钟，以松解颈项部肌肉。同时配合颈部轻微的被动屈伸和旋转活动。

（2）提拿弹拨颈肌法　用拿法提拿颈项及肩部，以患侧为重点部位，并弹拨紧张的肌肉，以疏通气血，解痉止痛。

（3）摇转扳动颈部法　嘱患者自然放松颈项部肌肉，术者左肘托起其下颌，右手扶持其后枕部，使颈略前屈，下颌内收。双手同时用力向上提拉拔伸，并缓慢左右旋转患者头部10～15次，以活动颈椎关节。然后，在颈部微前屈的状态下，迅速向患侧加大旋转幅度，手法要稳而快，手法的力度和旋转的角度必须掌握在患者可以耐受的限度内，切忌暴力蛮劲，以防发生意外。

（4）按揉腧穴拿颈法　按揉风池、风府、风门、肩井、天宗、肩外俞等穴，每穴5分钟，手法由轻到重。然后，轻拿颈椎棘突两侧肌肉。

（5）擦颈通脉结束法　在颈项部加用擦法治疗，以透热为度。

二、颈椎病

颈椎病又称颈椎综合征，是指由于颈椎间盘退行性改变、颈椎骨质增生及颈部损伤等原因引起脊柱内、外平衡失调，刺激或压迫颈神经根、椎动脉、脊髓或交感神经等组织而引起的临床综合征。本病好发于30～60岁的人群，一般男性多于女性。

颈椎病是一种颈椎退行性疾病，颈椎间盘组织退行性改变是本病的内因，各种急、慢性颈部外伤是导致本病的外因。随着年龄增长，加之长期从事低头伏案工作，使椎间盘组织发生退行性改变，导致关节囊和韧带松弛，椎间关节不稳，椎骨间滑移活动增大，影响了脊柱的稳定性，久之会产生骨质增生、韧带钙化，直接或间接地刺激或压迫神经根、椎动脉、交感神经、脊髓而使颈椎病发作。

本病属中医学"痹证""痿证""眩晕"等范畴，其病因病机可归纳为气血亏虚、经脉瘀阻、肝肾不足等。目前，多数专家倾向于将颈椎病分为颈型、神经根型、椎动脉型、交感神经型和脊髓型。

【辨证要点】

1. 颈型颈椎病

（1）症状　①颈部肌肉紧张、僵硬，反复出现"落枕"的现象，颈部不敢转动或歪向一侧。②急性期颈项、肩背部的痉挛性疼痛,平时颈肩部容易疲劳,部分患者肩胛骨内上角和内侧缘常有酸胀疼痛感。

(2) 体征 ①活动范围减小:颈部前屈、旋转幅度减小。②颈夹肌、半棘肌、斜方肌等肌张力增高或有压痛。③神经系统检查没有发现明确的定位体征。

(3) 理化检查 X 线检查可见颈椎生理曲度变直、反弓或成角,有轻度的骨质增生。

2. 神经根型颈椎病

(1) 症状 ①一侧或两侧颈、肩、上肢和手部疼痛,可表现为阵发性或持续性的隐痛、剧痛或放射痛。②上肢无力、发沉、发凉,手指和前臂麻木,握力减弱,甚或持物坠落。③颈项僵硬,活动受限,尤以向患侧旋转和侧屈活动更为受限,若勉强向患侧旋转或侧屈,可能导致放射性疼痛加重。

(2) 体征 ①颈椎生理曲度变直、成角、反弓。②在病变节段间隙、棘突旁及其神经分布区可出现压痛,并伴有上肢放射痛或麻木感。③受压神经所支配的皮肤在发病初期可表现为痛觉过敏,后期则表现为感觉减退。若第 5、6 颈椎病变,刺激第 6 颈神经根引起患侧拇指或拇、食指感觉减退;若第 6、7 颈椎病变,刺激第 7 颈神经根而引起食、中指感觉减退。④患侧肱二头肌、肱三头肌肌力减退,有时可见肱二头肌、肱三头肌腱反射及桡骨膜反射减弱或消失。⑤叩顶试验阳性,椎间孔挤压试验阳性,臂丛神经牵拉试验阳性,颈椎拔伸试验阳性。

(3) 理化检查 X 线检查可见椎体增生,钩椎关节增生,椎间隙变窄,颈椎生理曲度减小、消失或反弓,项韧带钙化,轻度滑脱,椎间孔变小等改变。

3. 椎动脉型颈椎病

(1) 症状 ①颈枕部或枕顶部阵发性疼痛。②头晕,恶心,呕吐,持物落地,耳鸣耳聋,视物不清,常因头部转动或侧屈到某一位置而诱发或加重。③猝然摔倒,摔倒时神志多半清楚,恢复后如常人,不伴有意识、思维、运动等障碍,精神萎靡,乏力嗜睡。

(2) 体征 ①病变节段横突部压痛。②颈椎活动范围减小。

(3) 理化检查 ①X 线检查可见颈椎生理曲度变直、反弓,椎体及钩椎关节增生,椎间孔变小,寰枢关节错位等。②经颅多普勒超声检查可见椎 – 基底动脉供血不足。③椎动脉造影检查可见椎动脉扭曲、狭窄或中断。

4. 交感神经型颈椎病

(1) 症状 ①慢性头痛或偏头痛,头痛往往呈持续性,主要出现在额部,特别是眼窝和眉棱骨处。②眼部胀痛,视物模糊,眼睑无力,常伴有耳鸣、耳聋。③咽喉部不适,干渴,有异物感,嗳气,有时伴有恶心、呕吐。心前区疼痛,胸闷,心悸,头颈部转动时症状可加重。肢体发凉,局部皮温降低,肢体遇冷时有刺痒感,继而出现红肿、疼痛加重,或出现指端发红、发热,疼痛或痛觉过敏。

(2) 体征 ①视力较前无明显改变,巩膜无黄染,结膜无充血及结节。②咽部无明显红肿。③外耳道清洁、通畅,无明显内分泌物。④心律不齐或心动过速,其余无明显异常。

（3）理化检查 ①X 线检查可见颈椎生理曲度变直，椎体和钩椎关节骨质增生。②根据临床症状、体征做相应检查以排除其他疾病。本病各项理化检查一般多为正常。颈部肌肉痉挛，活动障碍，棘突旁有压痛，棘突或横突偏移，棘突间隙变窄，项韧带钝厚等。

5. 脊髓型颈椎病

（1）症状 ①进行性下肢麻木、发冷、疼痛，走路无力、欠灵活，如"踩棉花感"，易绊倒，不能跨越障碍物，休息时症状可缓解，紧张、劳累后加重。有些患者可出现下肢无规律性抽搐，晚期可出现下肢甚至四肢瘫痪。多是损害脊髓平面以下出现感觉障碍，一般是痛、温觉感觉障碍明显而触觉障碍较轻或正常，下肢感觉障碍较重而躯干部感觉障碍较轻。②双上肢沉重无力，活动欠灵活，可伴有头晕、头痛、颈项部不适等症状。③胸腰部束带感，严重者呼吸困难、二便失禁或障碍。

（2）体征 ①活动欠灵活，步态笨拙，走路不稳，严重者活动受限、卧床不起。②痛觉、温度觉异常，双下肢与躯干部及双下肢之间不对称性异常。③肌张力增高，肌力减弱，肱二头肌、肱三头肌腱反射和桡骨膜反射、膝腱反射、跟腱反射亢进，腹壁反射、提睾反射减弱或消失。④病理反射（霍夫曼征、巴宾斯基征等）阳性，出现髌阵挛、踝阵挛。

（3）理化检查 ①X 线检查可见颈椎生理曲度变直、成角，甚至反弓，颈椎体后缘骨质增生，椎间隙狭窄，椎间孔变小。②CT 检查可见颈椎椎间盘变性，椎管狭窄，椎体后缘骨质增生或椎间盘突出压迫脊髓等改变。③MRI 检查可见受压节段脊髓有信号改变，脊髓受压呈波浪样压迹等。

【治疗方法】

1. 治则

舒筋活血，解痉止痛，整复错位。

2. 取穴

风池、风府、太阳、百会、肩井、天宗、曲池、手三里、合谷、缺盆、极泉、小海等。

3. 手法

㨰法、按法、揉法、拿法、拔伸法、弹拨法、牵抖法等。

4. 操作步骤

（1）㨰动拿捏颈项法 患者坐位，术者立于其后，先用㨰法放松患者颈项、肩背部的肌肉 3 分钟左右。接着用拇指指腹与食、中二指指腹对称用力拿捏颈项两旁的软组织，由上而下操作 3 分钟左右。

（2）点穴疏通经络法 用拇指指腹点揉风池穴 1 分钟，以酸胀感向头顶部放散为佳；再点揉太阳、百会、风府、天宗、曲池、合谷、手三里等穴各 1 分钟，以酸胀感为度。

（3）拔伸牵引颈部法 术者两前臂放于患者两侧肩部并向下用力，双手拇指顶按在风池穴上方，其余四指及手掌托住下颌部，嘱患者身体下沉，术者双手向上用力，前臂与手同时向相反方向用力，边牵引边使头颈部前屈、后伸及左右旋转，其活动度逐渐加大，到最大限度后，持续 30 秒，再逐渐向下恢复原位。

（4）拿揉弹拨上肢法　拿患者两侧肩井穴并拿揉患肢，弹拨缺盆、极泉、小海等穴，以使患者手指有串麻感为宜。

（5）牵抖拍打结束法　牵抖患侧上肢 2～3 次，最后拍打肩背和上肢，以使患者有轻快感为宜。

三、急性腰扭伤

急性腰扭伤是指腰背两侧的肌肉、肌腱、韧带等软组织突然受到扭、挫、闪等外力作用而发生的急性损伤，是腰痛疾病中最常见的病证，又称"闪腰"。

急性腰扭伤多因人们在日常工作、劳动及运动中，腰部突然遭受间接或直接暴力的损伤所致。中医学认为，急性腰扭伤属腰部伤筋，多因猝然受暴力而致腰部气血涩滞，经络不通，肌肉拘急，引起疼痛。

【辨证要点】

1. 症状

（1）腰部损伤后突然腰部疼痛，少数患者在伤后疼痛不重，尚能勉强工作，数小时或 1～2 天后，腰部疼痛逐渐加重。重者疼痛剧烈，深呼吸、咳嗽、喷嚏甚至大小便均使疼痛加重，疼痛以腰部一侧多见。

（2）部分患者臀部、大腿根部或大腿后部等处有牵涉性疼痛。

（3）患者有明显的功能活动障碍，可表现为单一方向或多个方向。患者腰部僵直，坐、卧、翻身困难，左右转侧不利，前后俯仰牵掣作痛。

2. 体征

（1）多数患者有局限性压痛点，压痛点多在大肠俞、腰眼、损伤局部、第 3 腰椎横突尖部、髂嵴后部、腰骶部等处。

（2）多数患者有单侧或双侧骶棘肌和臀大肌等处的肌痉挛，这是对腰痛的一种保护性反应。

（3）多数患者腰椎生理曲度有不同程度的改变，并伴不同程度的脊柱侧弯，且多数向患侧。疼痛和痉挛解除后，畸形则自动消失。

3. 理化检查

X 线检查多无阳性发现，有时可见到脊柱侧弯、腰椎生理曲度改变等，亦可见到腰椎棘突偏歪或小关节紊乱。

【治疗方法】

1. 治则

舒筋通络，活血止痛。

2. 取穴

肾俞、腰阳关、环跳、委中、大肠俞、殷门、承山、阿是穴等。

3. 手法

按法、㨰法、揉法、擦法、扳法、拔伸法、弹拨法等。

4. 操作步骤

（1）点按腧穴通络法　患者俯卧位，术者用双手拇指分别点按两侧肾俞、大肠俞、腰阳关、环跳、委中、殷门、承山等穴，同时嘱患者主动活动腰部，以行气活血、通络止痛。时间5~8分钟。

（2）按揉弹拨解痉法　患者俯卧位，术者先用按揉法在患处周围及腰部疼痛部位施术，手法由轻到重。若局部疼痛明显，可先用㨰法放松，接着用拇指或肘部在腰部软组织痉挛处弹拨，以理筋通络、解痉止痛。

（3）拔伸牵引抖腰法　患者俯卧位，术者与助手分别握住患者足踝部及两上肢腋窝处，做相反方向拔伸牵引，然后术者做腰部抖法。

（4）斜扳理筋正脊法　患者侧卧位，患侧在上，术者用双手分别扶住其肩部及臀部做腰部斜扳法。

（5）屈膝屈髋旋腰法　患者仰卧位，术者一手扶其脚踝部，协助患者屈膝、屈髋，然后扶住患者膝部做顺时针和逆时针方向回旋各3~5次，以活动腰部。

（6）揉擦腰骶结束法　患者俯卧位，术者用掌揉法在患侧操作3~5遍，用擦法作用于骶棘肌及腰骶部，以透热为度。

四、腰椎间盘突出症

腰椎间盘突出症是指腰椎间盘发生退行性病变后，在外力作用下，纤维环部分或全部破裂，髓核突出，刺激或压迫神经根、血管或脊髓等组织而引起的以腰痛及下肢放射痛等症状为特征的一种病证。本病是临床常见的腰腿痛疾病之一，好发于20~40岁的青壮年，男性多于女性，以腰4、腰5、骶1之间多发。

本病属于中医学"痹证"范畴，又称"腰痹"。多数患者因素体亏虚，在劳累、腰扭伤、受寒等情况下致使腰腿部气血运行不畅，经脉瘀阻而引发疼痛或麻木，少数患者可无明显外伤史。

【辨证要点】

1. 症状

（1）腰痛和下肢放射痛可因咳嗽、打喷嚏、用力排便等腹腔内压力增高时加重，弯腰、步行等牵拉神经根的动作亦可诱发疼痛的加剧，屈髋屈膝、卧床休息可使疼痛减轻。重者则卧床不起，翻身困难，活动受限。

若为腰4、腰5或腰5、骶1椎间盘突出者，多表现为一侧下肢坐骨神经区域放射痛，疼痛由臀部开始，逐渐放射至大腿后侧、小腿外侧，有的可发展到足背外侧、足跟或脚掌，若双侧突出则放射性疼痛可能为双侧性或交替性。

若为腰1、腰2或腰2、腰3椎间盘突出者，则一侧下肢可出现股神经和闭孔神经放射性疼痛。少数患者起始症状为腿痛，而腰痛不明显，腰部活动受限，重者卧床不起、翻身困难。

中央型突出者，可出现马尾神经压迫症状，如会阴部刺痛、二便功能障碍等。

（2）病程较久而神经根受压严重者，常有麻木感，多局限于小腿后外侧、足背、足跟或脚掌，中央型突出者可出现马鞍区麻木。

（3）部分患者感觉患肢发凉、怕冷。查体时，与健肢相比，肤温略有下降。

2. 体征

（1）腰部畸形：腰肌紧张、痉挛，腰椎生理曲度减少或消失，甚至后凸，出现不同程度的脊柱侧弯。若突出物压迫神经根内下方（腋下型）时，脊柱向患侧弯曲；若突出物压迫神经根外上方（肩上型）时，则脊柱向健侧弯曲。

（2）腰部压痛和叩击痛：突出的椎间隙棘突旁常有压痛和叩击痛，并可沿患侧大腿后侧向下放射至小腿外侧、足跟部或足背外侧，即沿坐骨神经走行有放射痛。

（3）腰部活动受限：各方向活动均可受限，尤以前屈和后伸为甚。急性发作期腰部活动可完全受限。

（4）皮肤感觉障碍：受累神经根支配区域皮肤感觉异常，早期为皮肤痛觉过敏，进而发展为麻木、刺痛、感觉减退。若为腰3、腰4椎间盘突出，压迫腰4神经根，可引起患侧大腿前侧、小腿前内侧皮肤感觉异常；若为腰4、腰5椎间盘突出，压迫腰5神经根，可引起患侧小腿前外侧、足背前内侧和足底皮肤感觉异常；若为腰5、骶1椎间盘突出，压迫骶1神经根，可引起患侧小腿后外侧、足背外侧皮肤感觉异常；中央型突出则表现为马鞍区麻木，可伴有肛周反射或提睾反射减弱或消失。

（5）肌力减退或肌萎缩：受压神经根所支配肌肉可出现肌力减退、肌萎缩。若腰4神经根受压，可引起股四头肌肌力减退，肌肉萎缩；若腰5神经根受压，可引起足趾背屈力减退；若骶1神经根受压，可引起踝跖屈力减退。

（6）腱反射减弱或消失：若腰4神经根受压，可引起膝腱反射减弱或消失；若骶1神经根受压，可引起跟腱反射减弱或消失。

（7）直腿抬高试验及加强试验阳性，屈颈试验阳性，仰卧挺腹试验阳性，颈静脉压迫试验阳性等。

3. 理化检查

（1）X线检查　正位片可见腰椎侧凸，椎间隙变窄或左右不等。侧位片可见腰椎前凸消失，甚至反张后凸，椎体可见许莫氏结节等病理性改变，或有椎体缘唇样增生等退行性改变。X线检查不能作为确诊的唯一依据，但可排除腰椎肿瘤、腰椎结核、脊椎滑脱、骨折、骨性关节炎等其他病变。

（2）CT、MRI检查　可清晰地显示出椎管形态、髓核突出情况和硬膜囊、神经根受压的情况，诊断意义重大，必要时可加以造影。

【治疗方法】

1. 治则

舒筋通络，活血化瘀，松解粘连，理筋整复。

2. 取穴

腰阳关、肾俞、居髎、大肠俞、环跳、委中、承山、承扶、阳陵泉、绝骨等。

3. 手法

揉法、滚法、拿法、点按法、弹拨法、扳法、拔伸法、擦法等。

4. 操作步骤

（1）循经揉按放松法　患者俯卧位，术者用揉、滚、拿、点按、弹拨等手法在患者脊柱两侧膀胱经及臀部、下肢后外侧施术 3~5 分钟，以腰部为重点。然后，术者双手掌重叠用力，沿脊柱由上至下按压腰臀部，反复 2~3 遍。此法的作用在于改善血液循环，缓解腰背肌肉痉挛，促进炎症的吸收。

（2）点按拔伸通经法　患者俯卧位，术者先用拇指或肘尖点按腰阳关、肾俞、居髎、环跳、承扶、委中、承山、阳陵泉及阿是穴等，以解痉止痛。然后，在助手配合拔伸牵引的情况下，用拇指顶推或肘尖按压患处（与凸出物方向相反）。此法作用在于增加椎间盘外压，降低椎间盘内压，促使凸出的髓核回纳。

（3）理筋扳腰整复法　患者侧卧位，术者用腰部斜扳法，左右各 1 次，可调整小关节紊乱，松解粘连，改变突出物与神经根的位置。然后，患者仰卧位，术者用强制直腿抬高以牵拉坐骨神经和腘神经，对粘连有一定的松解作用，并可使脊椎后部和后纵韧带受到牵拉，增加了椎间盘外周的压力，相对地降低了椎间盘内的压力，从而迫使髓核复位。

（4）滚揉擦腰结束法　患者俯卧位，术者用滚、拿、揉、弹拨手法沿腰部及患侧坐骨神经分布区施术 3~5 分钟，然后擦热患处。此法的作用在于改善血供，加速炎症吸收，进而使萎缩的肌肉和麻痹的神经逐渐恢复功能。

五、肩关节周围炎

肩关节周围炎是指肩关节囊及其周围的肌腱、韧带、腱鞘、滑囊等软组织的急、慢性损伤或退行性变，导致局部产生无菌性炎症甚至粘连，以肩部疼痛和功能障碍为主症的一种疾病，简称为肩周炎。本病因多发生于 50 岁左右，与感受风寒有关，且常出现肩关节活动受限或粘连，故又称为"五十肩""漏肩风""肩凝症"等。

中医学认为，本病与外伤、劳损、气血不足和外感风寒湿邪等因素有关，病位在肩部经筋，病机是经络不通、气血不足或湿邪留滞，致血脉不能濡养筋骨，筋脉拘急而痛，关节屈伸不用。

【辨证要点】

1. 症状

（1）肩部疼痛多数呈慢性、渐进性发作，个别患者可急性发作，呈现持续性剧痛，常因天气变化和劳累后诱发或加重。疼痛的特点是初期为阵发性疼痛，后期逐渐发展成持续性疼痛，并逐渐加重，昼轻夜重，甚者因疼痛而无法入眠。肩部受牵拉、震动或碰撞后，可引起剧烈疼痛，且疼痛可向颈部及上肢部扩散。

（2）肩关节各方向的活动功能均可受限。早期活动受限多因疼痛所致，后期多因肩关节粘连而致，以上举、外展、内旋及后伸功能受限为多见，特别是当肩关节外展时，可出现典型的"扛肩"现象，梳头、穿衣等动作均难以完成。严重时肘关节功能也受限，屈肘时手不能摸对侧肩部。病久可发生上臂肌群不同程度的失用性萎缩，使肩部一切活动均受限，此时疼痛反而明显减轻或消失。

2. 体征

（1）本病在肩关节周围可找到位置明确的压痛点，主要在肩内陵、肩髃、秉风、肩贞、天宗、臂臑、曲池等处。

（2）被动运动检查诊断意义较大，做肩关节上举、外展、后伸、内收、内旋及外旋活动可有不同程度的功能障碍。

3. 理化检查

X 线检查时，一般无异常改变，且无诊断学意义，但可作为排除骨关节本身病变的依据。部分患者后期可出现骨质疏松。

【治疗方法】

1. 治则

对疼痛较敏感者，采用轻柔手法在局部治疗，以疏通经络，活血止痛，改善局部血液循环，加速渗出物的吸收，促进病变组织的修复。对感觉迟钝者，采用较重手法治疗，以松解粘连，滑利关节，促进关节功能的恢复。

2. 取穴

肩井、肩髃、肩内陵、秉风、天宗、肩贞、曲池、手三里、合谷等穴及肩臂部。

3. 手法

按法、𢱵法、揉法、擦法、弹拨法、摇法、拿法、扳法、拔伸法、搓法等。

4. 操作步骤

（1）𢱵揉肩部解痉法　患者坐位，术者站于其患侧，用一手托住患者上臂使其微外展，另一手用𢱵法或揉法操作，重点在肩前部、三角肌部及肩后部，同时配合患肢的被动外展、外旋和内旋运动，操作 8～10 分钟，以滑利关节、松解粘连。

（2）按肩弹拨镇痛法　术者用按法依次按肩井、天宗、肩内陵、肩贞、肩髃、手三里、合谷等穴，以酸胀为度，每穴 30 秒。对粘连部位或压痛点用弹拨法操作数次，以解痉止痛、剥离粘连。

（3）摇扳肩部松解法　术者一手扶住患肩，另一手握住其腕部或托住肘部，以肩关节为轴心做环转摇动数次，幅度由小到大。然后，再做肩关节内收、外展、后伸及内旋的扳动数次。本法可松解粘连、滑利关节，适用于肩关节功能障碍明显者。

（4）拿捏松肩舒筋法　术者先用搓揉、拿捏手法在肩部周围操作，然后握住患者的腕部，将患肢慢慢提起，使其上举，同时做牵拉、提抖、拔伸，最后用搓法从肩部到前臂反复搓动 3～5 遍，以舒筋活血。

六、肱骨外上髁炎

肱骨外上髁炎是指由于急、慢性损伤而致的肱骨外上髁周围软组织的无菌性炎症，以肘关节外侧疼痛、旋前功能受限为主症的一种病证。本病常见于反复做前臂旋前，用力屈伸肘、腕关节，或长时间从事上述单一动作的成年人，多见于网球运动员，故又称

"网球肘"。

本病属中医学"伤筋"范畴，病机为外伤后瘀血留滞，气血运行不畅或陈伤瘀血未去，经络不通。病久气血虚弱，血不荣筋，肌肉失却温煦，筋骨失于濡养，易迁延难愈。

【辨证要点】

1. 症状

（1）本病多起病缓慢，疼痛呈持续渐进性发展，其疼痛在前臂旋转、背伸、提拉、端、推等动作时更为剧烈，如拧毛巾、扫地、端茶、倒水等，同时疼痛沿前臂桡侧向下放射，休息时疼痛明显减轻或消失，可反复发作，重者夜间可因局部剧烈疼痛而无法入眠。

（2）握力减弱，甚至持物落地。

2. 体征

（1）肱骨外上髁处及肱桡关节处有明显压痛，沿腕伸肌行走方向有广泛压痛。

（2）肱骨外上髁处肿胀，病程较长者，在压痛部位可触及增厚、变硬的片块状结节组织。

（3）前臂伸肌紧张试验和密耳试验阳性。

3. 理化检查

X线检查时，一般异常，部分可见肱骨外上髁粗糙或钙化阴影。

【治疗方法】

1. 治则

舒筋活血，通络止痛，松肌解痉，理筋整复。

2. 取穴

曲池、尺泽、小海、少海、手三里、合谷等穴及前臂桡侧。

3. 手法

滚法、一指禅推法、按法、揉法、拿法、弹拨法、摇法、拔伸法、扳法、擦法、搓法等。

4. 操作步骤

（1）**滚推松肘通络法** 患者坐位或仰卧位，术者立于或坐于其患侧，患者肘关节下垫薄枕，用轻柔的滚法或一指禅推法从肘部沿前臂桡侧操作，往返10次左右，以舒筋通络。

（2）**按穴揉肘舒筋法** 用拇指按揉曲池、手三里、尺泽、合谷诸穴，用中指按揉小海、少海诸穴，手法宜缓和，同时配合拿揉法沿腕伸肌往返提拿揉动，约5分钟，以活血舒筋。

（3）**拨络弹筋解痉法** 以右侧为例，术者右手持腕，使患者右前臂旋后位，左手用屈曲的拇指端压于肱骨外上髁前方，其他四指放于肘关节内侧。右手逐渐屈曲肘关节至最大限度，左手拇指用力按压肱骨外上髁的前方，然后再伸直肘关节，同时术者左手拇指推至患肢桡骨头之前上面，沿桡骨头前外缘向后弹拨腕伸肌起点，操作后患者有桡侧三指麻木感及疼痛减轻的现象。也可将前臂旋前位，放置桌上，肘下垫物，术者用拇指向外方紧推邻近桡侧腕长、短伸肌，反复数次，弹拨范围可上下移动，以松肌解痉。

（4）拔伸松肘整复法　术者一手握肱骨下端，另一手握腕部做对抗用力，拔伸肘关节，握腕部的一手同时做轻度的前臂旋转摇法，握肱骨下端的一手拇指同时按揉桡骨头，在拔伸过程中再做肘关节屈伸扳动数次。然后用擦法沿腕伸肌群往返操作，以透热为度，最后搓上肢数次，以理筋整复。

七、肱骨内上髁炎

肱骨内上髁炎是由于外伤或慢性劳损等因素引起肱骨内上髁部肌腱损伤，出现以局部疼痛，前臂旋前、主动屈腕受限为主要表现的一种病证，俗称"学生肘""高尔夫球肘"。本病属中医学"肘痛""伤筋"范畴，病机与"肱骨外上髁炎"相近。

【辨证要点】

1. 症状

（1）本病多起病缓慢，患者肱骨内上髁处及其附近酸胀疼痛，可放射到前臂掌侧，尤其是前臂旋前、主动屈腕关节时，疼痛更加严重，休息后减轻，可与气候变化有关。

（2）由于局部酸胀疼痛，手握物不敢用力。

2. 体征

（1）肱骨内上髁处及尺侧腕屈肌、指浅屈肌部有明显压痛点，在压痛部位可触及增厚组织。

（2）前臂抗阻力旋前或抗阻力屈腕时疼痛加重。

3. 理化检查

X线检查时，一般无异常，少数在肱骨内上髁可见骨质增生、骨赘形成，或有局部的骨膜增生。

【治疗方法】

1. 治则

舒筋活血，通络止痛，松肌解痉，理筋整复。

2. 取穴

小海、少海、青灵、支正、郄门、阿是穴等穴及前臂尺侧。

3. 手法

滚法、按法、揉法、拿法、弹拨法、扳法、擦法、搓法等。

4. 操作步骤

（1）滚动松肘通络法　患者仰卧位，上臂外展，术者立于或坐于其患侧，一手用轻柔的滚法，从肘部沿前臂尺侧操作，另一手握住患肢手部，配合前臂做旋前、旋后的被动运动，约2分钟，以舒筋通络。

（2）按穴揉肘舒筋法　用拇指按揉小海、少海、青灵、支正、郄门、阿是穴等穴，手法宜缓和，同时配合拿法沿腕屈肌往返提拿，约5分钟，以活血舒筋。

（3）屈伸动肘弹筋法　术者用一手拇指从肱骨内上髁部弹拨腕屈肌，反复数次，弹拨范围可上下移动，同时另一手握住患肢手部配合做肘部的被动屈伸运动，以松肌解痉。

（4）搓擦理筋整复法 医者一手托住患肢肘部，另一手握住手部，双手配合，先使肘关节最大限度地屈曲，而腕关节尽量背屈，然后将前臂完全旋后，在此动作不变的基础上将肘关节伸直，操作数次。然后用擦法沿腕屈肌群往返操作，以透热为度，最后搓上肢数次，以理筋整复。

八、腱鞘囊肿

腱鞘囊肿是指发生于关节囊或腱鞘附近的囊性肿物，可嵌顿于关节间隙，突出于关节或腱鞘附近的皮下，形成半球形的隆起，因其外形似瘤，故又称为"筋瘤"。日久与周围组织发生粘连，经久不愈。本病好发于中青年，以女性多见。腱鞘囊肿好发于腕关节背侧和掌侧、手背侧和掌侧、踝关节背部和腘窝部等处。

本病属中医学"筋结"范畴，病机为筋膜受损，邪气所居，郁滞而运化不畅，水液积聚于骨节、经络而成。

【辨证要点】

1. 症状

（1）囊肿多逐渐出现，发展缓慢，一般呈半球状隆起，似蚕豆大，一般外形光滑。

（2）患者局部胀痛，有时会向囊肿周围放射。若囊肿和腱鞘相连，相应关节会出现软弱无力的感觉。

（3）有时囊肿可压迫周围的神经和血管，从而出现相应的神经压迫症状。

2. 体征

（1）囊肿的大小不等，在腕部一般直径不超过 2cm，在腘窝部直径可超过 5cm，呈圆形或椭圆形，与皮肤无粘连，但与深部附着组织相连。

（2）囊肿质地较软，可有囊性波动感，且周缘大小可能发生变动，日久囊肿可变小、变硬。

3. 理化检查

X 线检查一般无阳性结果。

【治疗方法】

1. 治则

活血化瘀，理筋散结。

2. 取穴

囊肿局部。

3. 手法

按揉法、拔伸法、按法、击法等。

4. 操作步骤

以腕背部腱鞘囊肿为例。

（1）揉筋松结法 用按揉法在囊肿附近操作，并挤推囊肿四周，使之有一定移动度。

（2）**按肿散结法**　在拔伸、屈曲腕关节的同时，术者双手拇指叠指用力按压囊肿，再被动使腕关节背屈，使关节间隙缩小，囊肿受挤压而破裂，此时囊肿内黏液破壁而出，散于筋膜之下，待其自然吸收，囊肿即刻消除。本法适用于一般囊肿。

（3）**击肿散结法**　囊肿大而坚硬者用上法无效时，可将患腕平置于软枕上，腕背向上并略呈掌屈，术者一手握患手保持其位置稳定，另一手持换药用的弯盘或叩诊锤，用力迅速而准确地向囊肿敲击，往往一下即可击破，如囊肿坚硬一次未击破时，可再击打一二下。

九、膝关节骨性关节炎

膝关节骨性关节炎是由于膝关节的退行性改变或慢性积累性关节磨损，引起的以膝关节软骨变性、关节软骨面反应性增生、骨刺生成为主要病理改变，以膝关节疼痛、活动受限为主要表现的一种病证。本病又称退行性膝关节炎、肥大性膝关节炎、增生性膝关节炎，多发于中老年人，尤其是肥胖者。

本病的病因目前尚不十分明确，一般认为主要与膝关节积累性机械损伤和退行性改变有关。

膝关节因长期的超负荷刺激，导致关节软骨面和相邻软组织的慢性积累性损伤，关节应力集中的部位受到过度的磨损，膝关节腔逐渐变窄，使膝关节内容物的耐受力降低并相互挤压摩擦，刺激局部血管、神经，使之反射性地应力下降，为骨质增生创造了条件。同时，由于中老年人软骨基质中的黏多糖减少，纤维成分增加，软骨的弹性降低，产生退行性改变。因而，膝关节长期的超负荷支撑、过度运动、韧带起止部位的反复机械性牵拉刺激及其局部钙盐沉积、纤维化、骨质增生，均为膝关节骨关节炎的发生创造了条件。

增生使关节间隙逐渐变窄，增生物直接刺激关节面产生疼痛，刺激关节腔内容物和滑膜，产生无菌性炎症，使关节腔内压增高，导致关节肿胀。后期因关节囊纤维化增厚，滑膜充血、肿胀、肥厚，软骨呈象牙状骨质增生，出现关节粘连、活动受限，关节周围肌肉也因受到刺激而出现先痉挛后萎缩的病理变化。若软骨面龟裂剥脱，进入关节腔内形成"关节鼠"，则会引起关节交锁征。

本病属中医学"骨痹"范畴。膝关节为诸筋之会，七七肾衰，肝肾亏虚，精亏血少。肝亏则筋弛，肾虚则骨疏，动之不慎伤节，或复感风寒湿邪，凝聚节窍，发为痹痛，痉挛拘急，屈伸不利。

【辨证要点】

1. 症状

（1）本病起病缓慢，往往有膝关节慢性劳损史。

（2）本病初起仅感膝部乏力，逐渐出现行走时疼痛，后为持续性疼痛。一般劳累后或夜间疼痛更甚，上、下楼梯时疼痛明显，跑、跳、跪、蹲均受不同程度的限制。

（3）膝关节活动受限，甚则跛行，部分患者有膝关节轻度肿胀。

2. 体征

（1）关节内疼痛，关节间隙有深压痛。

（2）关节僵硬不适，关节活动时可闻及摩擦或弹响音，屈伸运动受限。

（3）初期炎症渗出明显者，两侧膝眼饱满肿胀，后期可见股四头肌轻度萎缩。

3. 理化检查

（1）X线检查可见关节间隙变窄，髌骨、股骨髁、胫骨平台关节缘呈唇样骨质增生，胫骨髁间隆突变尖，股骨内侧髁和外侧髁粗糙，胫股关节面模糊。

（2）血尿常规检查、血沉检查、抗"O"及类风湿因子检查均未见异常，关节液为非炎性。

【治疗方法】

1. 治则

舒筋通络，活血止痛，滑利关节。

2. 取穴

鹤顶、内膝眼、外膝眼、梁丘、血海、阴陵泉、阳陵泉、委中、承山等穴及膝部周围。

3. 手法

㨰法、按揉法、弹拨法、拿捏法、摇法、擦法、搓揉法及其他运动关节类手法等。

4. 操作步骤

（1）**揉㨰理筋放松法**　患者仰卧位，患膝腘窝部垫枕，使膝关节微屈约30°。术者站于其患侧，先在膝关节部施按揉法，再沿股四头肌至髌骨两侧施㨰法，重点在髌骨两侧，然后在小腿前外侧施㨰法。时间约为6分钟。

（2）**按揉弹拨解痉法**　继上势，术者用拇指按揉髌骨周围及关节间隙，重点在髌韧带两侧，配合做髌韧带弹拨法。时间为5~6分钟。

（3）**按揉穴位通经法**　继上势，按揉鹤顶、内膝眼、外膝眼、梁丘、血海、阴陵泉、阳陵泉等穴，每穴约1分钟。

（4）**按揉拿捏舒筋法**　继上势，在膝前部用掌根按揉大腿股四头肌及膝髌周围，并配合做髌骨拿捏法。时间约为3分钟。

（5）**㨰摇屈伸松解法**　患者俯卧位，术者在其腘窝部、大腿及小腿后侧施㨰法，重点在腘窝部，并配合膝关节屈伸摇动，按揉委中、承山等穴。时间约为6分钟。

（6）**搓揉擦膝透热法**　患者仰卧位，术者在其膝关节周围用擦法治疗，以透热为度。然后左右摇膝关节6~10次，双手掌抱膝搓揉约3分钟。

十、头痛

头痛是患者自觉头部疼痛的临床常见症状，可单独出现，也可兼见于多种急、慢性疾病中，如脑部、眼、口鼻等头面部疾病及许多全身性疾病均可出现头痛症状。本病属中医学"头风""脑风"等范畴。头痛的发生常与外感风邪、内伤情志、饮食失当及体虚久病等因素有密切关系，外感多为风、寒、热、湿等侵袭，内伤多为肝阳上亢、气血亏虚、肾精亏虚、痰瘀阻络等。无论是外感还是内伤，均可导致头部脉络功能失常、气血失调、脑窍失养，从而导致头痛。

西医学的高血压病、脑血管疾病、功能或精神性疾病、感染性发热、脑外伤及五官科疾病等所引起的头痛，均属于本病的范畴。

【辨证要点】

1. 症状

（1）主症：患者自觉头部疼痛。

（2）外感头痛分为风寒头痛、风热头痛和风湿头痛。风寒头痛可见恶风寒，喜以布裹头，有时痛连项背，口不渴，苔薄白，脉浮紧。风热头痛可见头胀痛，甚则头痛如裂，恶风发热，面红目赤，口渴欲饮，尿黄，便秘，苔薄黄或舌尖红，脉浮数。风湿头痛可见头痛如裹，脘闷纳呆，肢体困重，大便或溏，苔白腻，脉濡数。

（3）内伤头痛分为肝阳头痛、血虚头痛、痰浊头痛、肾虚头痛、瘀血头痛。肝阳头痛可见头胀痛而眩，以两侧为主，痛时常有烘热感，面红目赤，耳鸣如蝉，心烦口干，舌红，苔薄黄，脉弦。血虚头痛可见头痛绵绵，头晕，遇劳加重，神疲乏力，面色少华，舌淡苔白，脉细弱。痰浊头痛可见头痛昏蒙沉重，或兼目眩，胸脘痞闷，纳呆呕恶，痰多，舌淡，苔白腻，脉滑或弦滑。肾虚头痛可见头痛且空，耳鸣目眩，腰膝酸软，遗精带下。肾阳虚者四肢作冷，舌淡胖，脉沉细无力；肾阴虚者口干少津，舌质红，脉细数。瘀血头痛可见头痛反复，经久不愈，痛有定处，痛如锥刺，舌紫暗或有瘀斑，脉细弦或细涩。

2. 体征

颅内病变引起的头痛有神经系统损害的体征，头颈部病变引起的头痛可有颈部活动受限、颈肌压痛和颈胸神经根损害的一些体征，功能或精神性疾病引起的头痛可有感觉障碍和腱反射亢进等体征。

3. 理化检查

可进行血常规、血压等检查，以明确是否是由感染、血压升高引起的头痛。必要时可做经颅多普勒、颅脑 CT 或 MRI，以明确是否是由颅脑病变引起的头痛。

【治疗方法】

1. 外感头痛

（1）治则　祛风解表，通络止痛。

（2）取穴　印堂、神庭、鱼腰、太阳、百会、风池、风府等。

（3）手法　一指禅推法、㨰法、拿法、按揉法、抹法、提捏法、擦法等。

（4）操作步骤

1）推拿颈项解表法：患者坐位，术者站于患者侧后方，用一指禅推法施术于风池穴、风府穴及项部两侧膀胱经，以酸胀为度。然后用拿法作用于颈项部，上下往返 4 ~ 5 遍。

2）推抹经穴止痛法：患者坐位或仰卧位，术者用一指禅推法从印堂穴开始，至神庭穴、百会穴，再沿发际至头维穴、太阳穴，往返 3 ~ 5 遍，配合按揉鱼腰穴。然后用指抹法从印堂穴经鱼腰穴、太阳穴至头维穴施术 3 ~ 5 遍，以通经止痛。

3）随证加减：风寒者，用㨰法在项背部治疗 2 ~ 3 分钟，配合按揉肺俞穴、风门穴，再拿两侧肩井穴，直擦背部两侧膀胱经，以透热为度。风热者，按揉肺俞、风门、大椎、曲池、合谷等穴，拍击背部两侧膀胱经，以皮肤潮红为度。风湿者，拍击背部两侧膀胱经，提捏印堂穴及项部皮肤，以透红为度。

2. 内伤头痛

（1）治则　疏通经络，活血止痛。

（2）取穴　印堂、神庭、太阳、头维、睛明、百会、角孙、风池等。

（3）手法　一指禅推法、按法、揉法、拿法、扫散法等。

（4）操作步骤

1）推揉经穴止痛法：患者坐位或仰卧位，术者用一指禅推法从印堂穴至神庭穴，再至头维穴、太阳穴，往返3~4遍。接上势，用一指禅偏峰推法，沿眼眶周围行"∞"字推法，反复3~4遍。接上势，按揉印堂、头维、睛明、角孙诸穴，每穴30秒。

2）拿穴通经止痛法：拿风池穴、颈项部，约3分钟，以酸胀为度。

3）随证加减：肝阳者，自上而下推桥弓，两侧交替进行，操作3~5遍；在头部颞侧用扫散法，按揉太冲穴、行间穴，每穴1分钟；擦涌泉穴，以透热为度。血虚者，加摩腹6~8分钟；一指禅推中脘、气海、关元诸穴，以透热为度；按揉两侧心俞、膈俞、足三里、三阴交诸穴，以酸胀为度。痰浊者，加一指禅推中脘穴、天枢穴6~8分钟；按揉脾俞、胃俞、大肠俞诸穴，横擦左侧背部；按揉两侧足三里、丰隆、内关诸穴。肾虚者，加摩腹6~8分钟，以气海穴、关元穴为重点；横擦腰骶部，以肾俞穴、命门穴为重点，以透热为度。瘀血者，加用按揉法和抹法施术于太阳穴、攒竹穴及前额、头两侧胆经循行部位；擦前额及两侧太阳穴部位，以透热为度；按揉局部阿是穴2~3分钟。

十一、半身不遂

半身不遂是指中风后，患者遗留的以一侧肢体瘫痪、口眼㖞斜、舌强语謇为主症的一种病证。大多为中风（脑血管意外）引起的后遗症，也可由于其他脑部疾病或外伤而起。

本病多是在内伤积损的基础上，复因劳逸失度、情志不遂、饮酒饱食或外邪侵袭等触发，引起脏腑阴阳失调，血随气逆，肝阳暴涨，内风旋动，夹痰夹火，横窜经脉，蒙闭神窍，从而发生猝然昏仆、半身不遂诸症。半身不遂的病机不外乎虚、火、风、痰、气、血几方面，总属阴阳失调、气血逆乱。病位在心、脑，与肝、肾密切相关。病性多属本虚标实，肝肾阴虚、气血衰少为致病之本，风、火、痰、气、瘀为发病之标，两者可互为因果。

西医学中的脑血管意外（如脑血栓、局限性脑梗死、原发性脑出血和蛛网膜下腔出血等）引起的半身不遂归属于本病范畴。

【辨证要点】

1. 症状

（1）主症：本病以一侧肢体瘫痪、口眼㖞斜、舌强语謇为主要表现。

（2）风痰瘀阻可见口眼㖞斜，舌强语謇或失语，半身不遂，肢体麻木，舌暗紫，苔滑腻，脉弦滑。气虚血瘀可见肢体软弱无力、偏枯不用，面色萎黄，舌质淡紫或有瘀斑，苔薄白，脉细涩或细弱。肝肾阴虚可见半身不遂，患肢僵硬，拘挛变形，舌强不语，或偏瘫，肢体肌肉萎缩，舌红，脉细或沉细。

2. 体征

初期患者肢体软弱无力，知觉迟钝或稍有强硬，功能活动受限，以后逐渐趋于强直挛急，患者肢体姿势常发生改变和畸形等。注意检查神志、语言功能、步态、肌力、关节功能、反射、感觉、肌肉萎缩程度和血压情况。

3. 理化检查

（1）颅脑CT和MRI可发现责任病灶，有助于本病的诊断。出血性中风在起病后1周，CT能正确诊断大脑内直径在1cm或更大的血肿，对于脑干内小的血肿或血块已变为与脑组织等密度时，MRI诊断比CT可靠。原发性蛛网膜下腔出血主要原因是动脉瘤破裂和动静脉血管畸形，早期CT扫描，可显示破裂附近脑池或脑裂内有无凝血块，脑内或硬膜下血肿是否并脑出血。

（2）肝功能、肾功能、血脂、血糖、血清电解质、脑脊液、眼底检查等有助于诊断。

【治疗方法】

1. 治则

疏经通络，行气活血，滑利关节。风痰瘀阻者宜息风化痰、化瘀通络，气虚血瘀者宜益气养血、化瘀通络，肝肾阴虚者宜滋养肝肾。

2. 取穴

天宗、肝俞、胆俞、膈俞、肾俞、环跳、阳陵泉、委中、承山、风市、伏兔、委中、足三里、解溪、极泉、尺泽、曲池、手三里、内关、合谷、印堂、睛明、太阳、风池、风府、肩井等穴。

3. 手法

㨰法、按法、按揉法、擦法、拿法、捻法、搓法、摇法、一指禅推法、抹法、扫散法等。

4. 操作步骤

（1）疏通足太阳经法　患者俯卧位，术者立于其侧方，先在脊柱两侧用㨰法治疗，沿膀胱经循行路线向下至臀部、股后部、小腿后部，以腰椎两侧、环跳穴、委中穴、承山穴及跟腱部为重点，时间约5分钟；再在脊柱两侧用按法治疗，自上而下2~3次，重点在天宗、肝俞、胆俞、膈俞、肾俞等穴；按揉承扶、委中、承山、昆仑等穴。本法可疏通背部、下肢后侧经络，促进气血运行。

（2）疏通足少阳经法　患者健侧卧位，术者用㨰法自患侧臀部沿足少阳经循行部位经大腿外侧、膝部至小腿外侧治疗，以髋关节和膝关节为重点，时间约2分钟；再按揉风市、膝阳关、阳陵泉、悬钟、丘墟等穴。本法可疏通足少阳经，行气活血。

（3）疏通足阳明经法　患者仰卧位，术者用㨰法沿足阳明胃经循行部位向下至踝关节及足背部治疗，重点在髋关节、膝关节、踝关节，在踝关节及足背操作时配合踝关节的被动运动；按揉伏兔、膝眼、足三里、解溪等穴；拿法施于患侧下肢，拿委中穴，以大腿内侧中部及膝部周围为重点；最后用搓法施于患侧下肢。时间约 5 分钟，可疏经通络、行气活血。

（4）滑利下肢关节法　术者在髋关节、膝关节、踝关节、跖趾关节及趾间关节处做摇法等被动运动。

（5）㨰按通经活络法　患者坐位，术者用㨰法自患侧上臂内外侧至前臂进行治疗，以肘关节及其周围为重点；按揉尺泽、曲池、手三里、内关、合谷等穴；拿法施于患肢，往返 3～4 次，重拿极泉 2 次，搓揉患肢 2～3 次。时间约 5 分钟，可疏通上肢经络，促进气血运行。

（6）㨰摇关节松解法　患者坐位，术者用㨰法施于患侧肩胛周围及颈项两侧，在肩关节操作时，配合肩关节各方向的被动运动，时间约 2 分钟，以改善肩关节功能；行肘关节、腕关节及指骨间关节的被动运动，捻指骨间关节，时间约 1 分钟，以改善关节功能。

（7）推揉通经活络法　患者坐位，术者从印堂穴分别至发际和太阳穴行轻柔的一指禅推法，反复 3～5 遍；指揉印堂、攒竹、睛明、太阳、神庭等穴，每穴 1 分钟；抹前额 3～5 遍；从前额发际处至风池穴做五指拿法，反复 3～5 遍；扫散法施于颞部，每侧 20 次；按揉颈项两侧、风府穴，拿风池穴、肩井穴。本法可疏调头面部经筋气血，活血通络。

（8）随证加减　风痰瘀阻者，加按揉丰隆、天突、合谷、膈俞等穴，以息风化痰、化瘀通络。气虚血瘀者，加按揉关元、气海、血海、足三里、脾俞、膈俞等穴，以益气养血、化瘀通络。肝肾阴虚者，加按揉肝俞、肾俞、气海俞等穴，直擦督脉，横擦肾俞穴，斜擦八髎穴，以滋补肝肾。

十二、产后缺乳

产后缺乳是指产后哺乳期内，产妇乳汁分泌不足甚或全无，不能满足乳儿生长发育的需要。中医学称为"产后乳少""乳汁不行"。有关本病的记载，最早见于隋代的《诸病源候论》。本病在产后两三天至半个月内，甚或整个哺乳期均可出现，临床以新产妇发生缺乳最常见。在产后 1 周内，由于分娩失血、气血耗损出现暂时的乳汁缺少为正常生理现象，当机体气血恢复后，乳汁会很快充盈并泌出。

【辨证要点】

1. 症状

（1）主症：本病以产后乳汁分泌量少甚或全无，不能满足乳儿的营养需要为主要表现。

（2）气血亏虚可见产后乳少甚或全无，乳汁清稀，乳房柔软，无胀感，面色少华或萎黄，皮肤干燥，畏寒神疲，食少，头晕耳鸣，心悸气短，腰酸腿软，舌淡少苔，脉虚细。肝郁气滞可见产后乳少，或突然不行，乳汁浓稠，乳房胀硬，甚则胀痛引及胸胁，精神抑郁，胸胁胀闷，胃脘胀满，纳少嗳气，苔薄黄，脉弦细或数。痰浊阻滞可见形体肥胖，乳少而稀薄或点滴全无，乳房柔软无胀感，胸闷痰多，舌质淡或胖，苔薄白或腻，脉沉滑。

2. 体征

乳腺发育正常或欠佳，乳房柔软或胀硬而痛，乳汁清稀或浓稠。

3. 理化检查

B 超检查、乳管镜检查、近红外线扫描等有助于诊断。

【治疗方法】

1. 治则

健脾益气，通络下乳。

2. 取穴

乳根、天溪、食窦、屋翳、膺窗、膻中、中脘、气海、关元、肝俞、脾俞、胃俞等，以及背部督脉和膀胱经第 1、2 侧线等。

3. 手法

揉法、摩法、按揉法、擦法、振法等。

4. 操作步骤

（1）**揉摩通络下乳法** 患者仰卧位，术者坐其右侧，用揉法、摩法施于乳房及周围的乳根、天溪、食窦、屋翳、膺窗、膻中诸穴，约 10 分钟；手掌轻按乳房上部或两侧施以振法 2 分钟；按揉中脘、气海、关元诸穴，每穴 2～3 分钟；顺时针方向揉摩胃脘部及下腹部 5 分钟。

（2）**按擦通调经脉法** 患者俯卧位，术者坐或立其体侧，用拇指按揉肝俞、脾俞、胃俞诸穴，每穴 2 分钟；擦背部督脉及膀胱经第 1、2 侧线，以透热为度。

（3）**随证加减** 气血亏虚者，加揉按内关、合谷、血海、足三里、悬钟、三阴交、太冲诸穴各 30 秒；捏脊 7～10 遍。肝郁气滞者，加揉按肝俞、阳陵泉、悬钟、三阴交、行间、太冲诸穴各 30 秒；搓擦涌泉穴，横擦八髎穴，均以透热为度。痰浊阻滞者，加按揉支沟、丰隆、解溪、太白诸穴各 30 秒；横擦八髎穴，搓擦涌泉穴，以透热为度。

十三、小儿肌性斜颈

小儿肌性斜颈是由于一侧胸锁乳突肌挛缩引起的以头向患侧歪斜、前倾，颜面旋向健侧及颈部活动受限为特征的一种小儿常见疾病，俗称"歪脖"。

本病病因尚未完全明了，目前有许多说法，多数学者认为与损伤有关，分娩时胎儿一侧胸锁乳突肌因受产道或产钳挤压受伤出血，血肿机化形成挛缩。也有学者认为与宫内发育障碍有关，分娩时胎位不正，阻碍一侧胸锁乳突肌的血运供给，引起该肌缺血性改变，肌纤维水肿、坏死及继发性纤维增生，最后引起肌肉挛缩。还有学者认为由于胎儿在子宫内，头部向一侧偏斜，阻碍了一侧胸锁乳突肌的血运供应，引起该肌缺血性改变，与生产过程无关。肌性斜颈初起病理主要是患侧胸锁乳突肌纤维性挛缩，初起可见纤维细胞增生和肌纤维变性，最终全被结缔组织所代替。

临床上，也有极少数患儿为脊柱畸形引起的骨性斜颈，视力障碍引起的代偿姿势性斜颈，颈部肌麻痹导致的神经性斜颈等，这些不在本篇讨论范围内。

【辨证要点】

1. 症状

一侧胸锁乳突肌挛缩，头倾向肌肉挛缩的一侧，下颌转向对侧，颈部向患侧活动受限。

2. 体征

多数患儿患侧胸锁乳突肌可触及肿块，肿块质地较硬，大小及形状不一，有卵圆形，有条索状。头部向患侧倾斜而颜面部旋向健侧，久之面部变形。

3. 理化检查

X 线检查可排除其他原因所致的斜颈。

【治疗方法】

1. 治则

舒筋活血，软坚消肿，纠正头歪畸形，改善和恢复颈椎活动功能。

2. 手法及部位

推法、揉法、拿法等，以局部经穴和阿是穴为主。

3. 操作步骤

（1）患儿仰卧位，术者在患侧的胸锁乳突肌部施用推揉法，以舒筋活血，改善局部血液供给，缓解肌肉痉挛，促使肿物消散。

（2）拿揉患侧胸锁乳突肌。

（3）术者一手扶在患儿患侧肩部，另一手扶在患儿头顶，使患儿头部渐渐向健侧肩部倾斜，逐渐拉长患侧胸锁乳突肌，反复数次，以改善和恢复颈部功能活动。

（4）上述手法完成后，再在患侧胸锁乳突肌部位施用推揉法。

十四、厌食

厌食是指小儿较长时期厌恶进食，食欲下降，食量减少，甚则拒食的一种小儿常见疾病。本病多见于 1~6 岁小儿，夏季暑湿当令时节，脾为湿困，常会加重病情。

本病主要由于喂养不当，饮食不节，进食无度，饥饱不均；或过食滋补之品；或因环境变化，所欲不遂，思念忧虑，气机不畅，日久脾失健运；或先天禀赋不足，后天失养，损伤脾胃；或温热病后，阴津耗伤，不能濡润滋养，受纳运化失职，以致食欲下降、纳运无力，不思乳食。

【辨证要点】

1. 症状

（1）主症：本病以小儿较长时期厌恶进食，食欲下降，食量减少，甚则拒食为主要表现。

（2）脾失健运可见食欲不振或厌恶进食，偶尔多食则脘腹饱胀，形体消瘦，精神尚可，舌质淡红，苔薄白或薄白腻，脉有力。脾胃气虚可见不欲饮食，甚至拒食，精神萎靡，面色萎黄，形体偏瘦，全身乏力，倦怠懒言，易汗出，大便夹有未消化的食物残渣，舌淡，苔薄白，脉虚弱。脾胃阴虚可见不欲进食，口干，手足心热，大便秘结，小便短赤，皮肤干燥缺乏润泽，舌红或尖红少津，苔少或花剥，脉细或细数。

2. 体征

面色少华，形体偏瘦，但精神尚好，活动如常。

3. 理化检查

可进行血清钙、磷、碱性磷酸酶测定。

【治疗方法】

1. 脾失健运

（1）治则　调和脾胃，运脾开胃。

（2）手法及取穴　补脾经、运内八卦、掐揉四横纹、揉中脘、摩腹、揉脾俞、揉胃俞、按揉足三里。

（3）操作步骤　患儿坐位，术者补脾经、运内八卦各 300～500 次，掐揉四横纹 50～100 次；患儿仰卧位，术者揉中脘、按揉足三里各 50～100 次，摩腹 5 分钟；患儿俯卧位，术者揉脾俞、揉胃俞各 50～100 次。补脾经、揉脾俞、揉胃俞、按揉足三里、运内八卦、掐揉四横纹可运脾开胃，配合揉中脘、摩腹可消食开胃。

2. 脾胃气虚

（1）治则　益气健脾。

（2）手法及取穴　补脾经、运内八卦、揉中脘、摩腹、揉足三里、捏脊。

（3）操作步骤　患儿坐位，术者补脾经、运内八卦各 300～500 次；患儿仰卧位，术者揉中脘、摩腹、揉足三里各 50～100 次；患儿俯卧位，术者捏脊 8～10 次。补脾经、运内八卦、揉足三里可健脾和胃，揉中脘、摩腹可消食开胃，捏脊可调整脏腑、补益气血。

3. 脾胃阴虚

（1）治则　滋养胃阴。

（2）手法及取穴　补脾经、补胃经、揉二人上马、揉板门、运内八卦、揉脾俞、揉胃俞、运内劳宫、清天河水、清大肠。

（3）操作步骤　患儿坐位，术者补脾经、补胃经、运内八卦、清大肠各 300～500 次，揉二人上马、揉板门、运内劳宫各 50～100 次，清天河水 100～300 次；患儿俯卧位，术者揉脾俞、揉胃俞各 50～100 次。补脾经、补胃经配和揉脾俞、揉胃俞可健脾和胃，揉二人上马、揉板门、运内八卦可滋阴补虚、助运化，运内劳宫、清天河水、清大肠可滋阴清热。